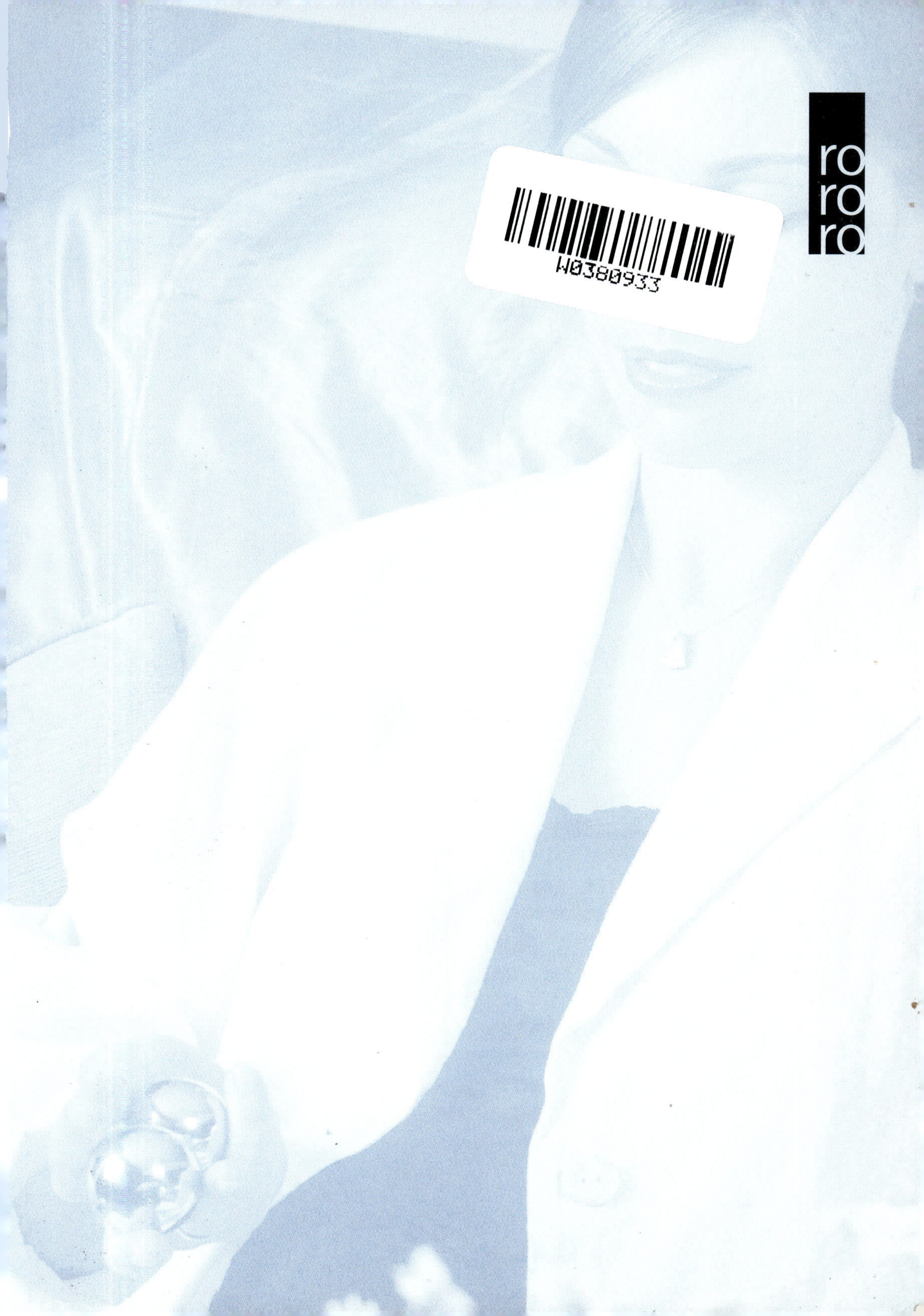

rororo

MIT kindern LEBEN

Herausgegeben von Bernhard Schön
und Bernd Gottwald

Zu diesem Buch

Die fernöstliche Lehre vom Feng Shui ist eine praktische Kunst mit vielen bewährten Vorschlägen, die leicht umzusetzen sind. Im Feng Shui gibt es zahlreiche Anregungen und Rituale für Veränderungen, Umzug, neue Lebenssituationen und auch speziell für die Geburt.

Die Hebamme und Familientherapeutin Margarita Klein und der Feng-Shui-Berater Christopher A. Weidner verstehen es, die jahrhundertealten Lehren mit dem sinnlichen Erleben einer Schwangerschaft zu verbinden. So entstehen neue Rituale, praktische Übungen und kreative Ideen, die den Wohnraum der werdenden Familie zur schützenden Hülle für das Leben zu dritt machen.

Gutes Feng Shui hängt nicht davon ab, das Zuhause in einen chinesischen Tempel zu verwandeln – der persönliche Geschmack und einfache, aber wirkungsvolle Lösungen sind der Weg, um neuen Schwung, frische Energie und Harmonie für Mutter, Vater und Kind zu erreichen.

Das vorliegende Buch verbindet erstmals die Themen Feng Shui und Schwangerschaft.

Margarita Klein
Christopher A. Weidner

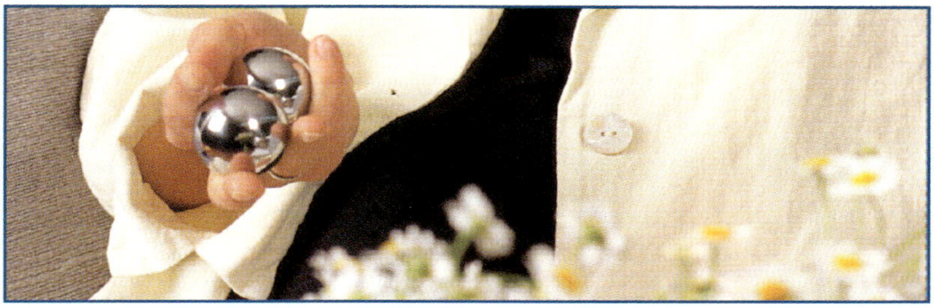

Ich bin schwanger: Feng Shui für Mutter und Kind

Heilende Rituale • Kraft des Qi • Mit Ba Gua

Rowohlt Taschenbuch Verlag

rororo Mit Kindern leben
und

die **Deutsche Liga für das Kind**

Partnerschaft für Eltern, Kinder und Familie

Originalausgabe
Veröffentlicht im Rowohlt Taschenbuch Verlag
GmbH, Reinbek bei Hamburg, September 2002

Redaktion Bernhard Schön
Umschlaggestaltung any.way, Barbara Hanke /
Cordula Schmidt
Fotografie (Titel) Corbis Stock Market,
(Rückseite) Lauf Bild, München,
(Innenteil) Lauf Bild, München,
Patrick Beier und Margarita Klein
Reihengestaltung Christine Lohmann
Satz Photina und Meta PostScript
Gesamtherstellung Clausen & Bosse, Leck
Printed in Germany
ISBN 3 499 60996 7

Die Schreibweise entspricht
den Regeln der neuen Rechtschreibung.

Feng Shui bringt

Balance in unser Leben,

um unsere Wünsche, Gedanken und Hoffnungen

*auf das **Wesentliche** auszurichten.*

*Dass der **Raum** allen,*

die dort wohnen,

***Geborgenheit** und Kraft gibt*

und das sichere Gefühl,

*ein **Zuhause** gefunden zu haben.*

Inhalt

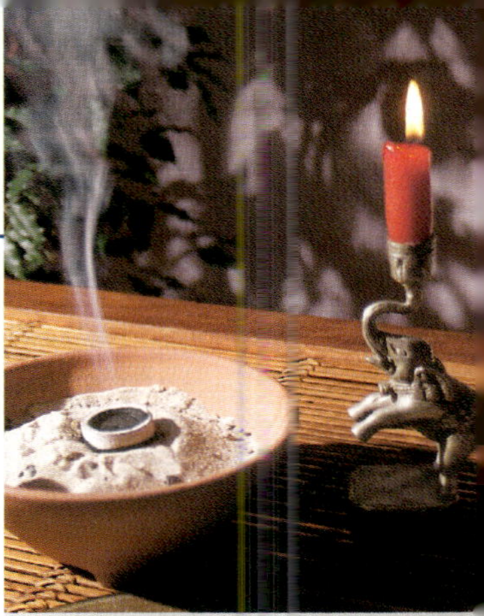

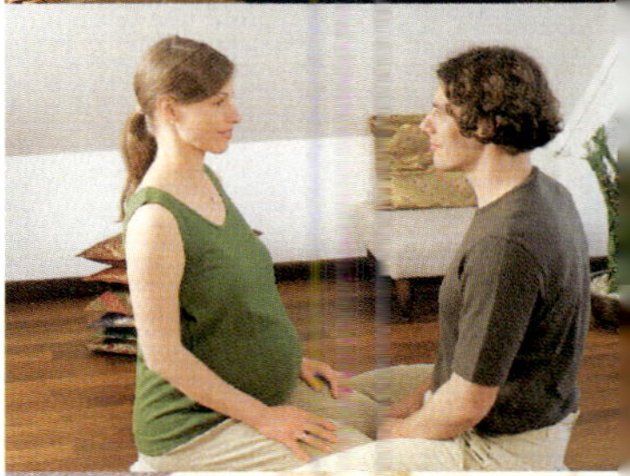

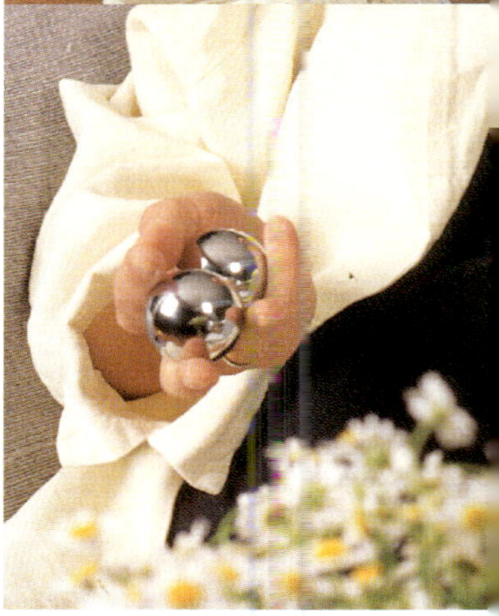

Zeit für neue Räume

KAPITEL 1 | Zwölf Monate

KAPITEL 2 | Ein Ort für das neue Leben

KAPITEL 3 | Die acht Lebenswünsche

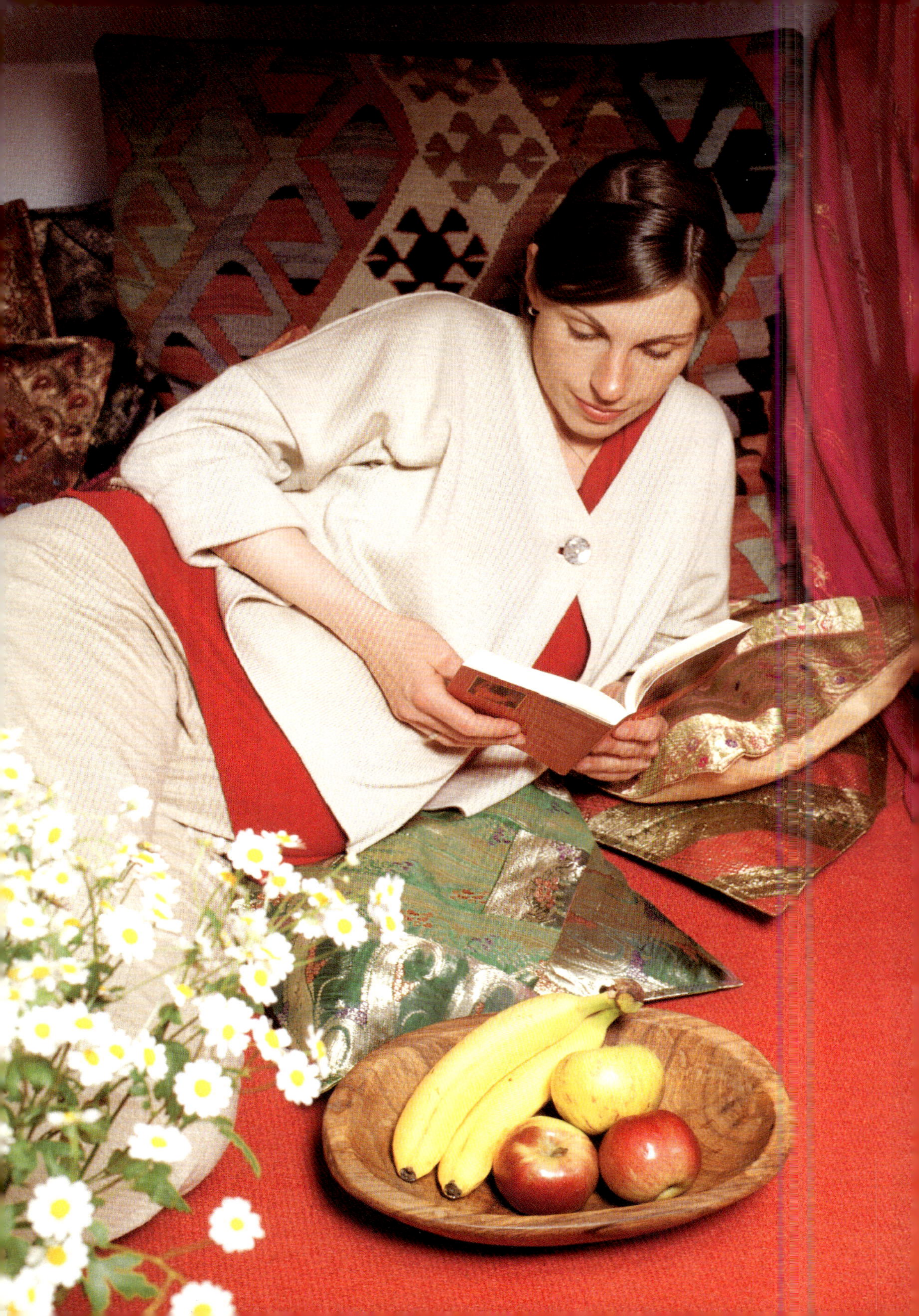

Zeit für neue Räume

Wie es zu diesem Buch kam

Was bringt einen Feng-Shui-Experten und eine Hebamme / Familientherapeutin dazu, gemeinsam ein Buch zu schreiben? Da ist zunächst der kreative Herausgeber dieser Reihe, Bernhard Schön, der eine Idee hat und den Kontakt herstellt. Dann folgt ein Briefwechsel, der Ihnen, liebe Leserin und lieber Leser, einen Einblick geben mag, wie sich so unterschiedliche Berufe in ihrem Anliegen, das Leben sinnvoll zu gestalten, zusammenfinden können. Wir hoffen, dass Sie ebenso viel Gewinn aus den Früchten unserer Zusammenarbeit schöpfen können, wie wir es im Prozess des Schreibens getan haben.

Lieber Christopher,

wenn ein Kind sein Kommen ankündigt, wenn Frauen schwanger werden, wenn Paare sich gemeinsam auf ein Kind vorbereiten, dann stellt sich auch bald die Frage: Wie wollen wir wohnen? Viele Menschen ziehen um in dieser Zeit, zumindest räumen sie ihre Wohnung um. Neues Leben braucht neuen Raum.

Bislang macht hauptsächlich die boomende Babyartikelindustrie Angebote dafür, wie dieser Raum zu füllen ist. Möbelhäuser und Babyausstatter sind samstags das bevorzugte Ziel schwangerer Paare. Werdende Eltern haben das Bedürfnis, ihre innere Vorfreude auch materiell umzusetzen, um für sich und andere sichtbare Vorbereitungen für das Baby zu treffen. Da sie natürlich noch nicht wissen, was sie und ihr Baby später wirklich brauchen, sind sie leicht bereit, Dinge zu erstehen, die empfohlen werden. Diese sind häufig kostspielig, manche erweisen sich später oft als unnötig, sie beanspruchen viel Platz: So kann ein Baby zur Belastung werden.

Die Wohnung bildet den Rahmen, in dem diese wichtige Lebensphase stattfindet. Sie ist die Höhle, in der die werdende Familie Geborgenheit findet, und sie ist die Bühne, auf der das Baby die Welt betritt und die Eltern das Elternsein proben. Räume können die Menschen, die sich in ihnen aufhalten, stärken und unterstützen, sie können aber auch echte Energiefresser sein. Ich wünsche allen werdenden Eltern, ihre Räume so gestalten zu können, dass sie ihnen die besten Möglichkeiten geben, sich darin wohl zu fühlen und sich gemeinsam zu entwickeln.

Meine Frage an dich als Experten ist nun: Kann Feng Shui werdenden Eltern eine Hilfe dabei sein? Kann es den Blick auf das Wesentliche richten? Finden Menschen im Feng Shui Antworten auf die Frage: «Was kann ich tun, um den Raum, der mir zur Verfügung steht, so zu gestalten, dass er für mich als Mann oder Frau, für uns als Paar und für unser Kind mehr ist als ein Dach über dem Kopf, ein Platz für meine Habseligkeiten und eine Quelle von Streitigkeiten über unterschiedliche Vorstellungen von Ordnung. Dass der Raum vielmehr allen, die dort wohnen, Geborgenheit und Kraft gibt und das sichere Gefühl, ein Zuhause gefunden zu haben?»

Herzliche Grüße aus Hamburg
Margarita

Liebe Margarita,

Feng Shui kann jedem Menschen helfen, sich eine Umwelt zu schaffen, die genau seinen inneren Bedürfnissen entspricht. Man könnte auch sagen: Feng Shui hilft uns, das, was uns umgibt, in Einklang zu bringen, mit dem, was in uns angelegt ist. Mit Hilfe von Feng Shui bringen wir innen und außen wieder in Balance. Das Versprechen von Feng Shui ist dabei, über diese Balance unser Leben überhaupt ins Gleichgewicht zu bringen, um unsere Wünsche, Gedanken und Hoffnungen zu kanalisieren und wieder auf das Wesentliche auszurichten.

In diesem Sinne hilft uns Feng Shui, effizienter mit unseren eigenen Ressourcen umzugehen und genau das zu tun, was wirklich notwendig ist. Ein Zuhause, das im Geiste des Feng Shui eingerichtet wurde, wird alle Bedürfnisse seiner Bewohner gleichermaßen würdigen, ohne sich aufzudrängen.

Wenn du schreibst, dass werdende Mütter und Väter sich gerne von der Babyartikelindustrie blenden lassen, zeugt das davon, dass sie in einer Situation, in der sie nach einem neuen Gleichgewicht mit der Umwelt suchen müssen (es wird ja demnächst mehr Raum im Zuhause benötigt, und so wird das alte Zuhause infrage gestellt), den Kontakt zu den eigenen Bedürfnissen verlieren. Die Beschäftigung mit Feng Shui kann diesen Kontakt wieder herstellen und hilft so, den Blick für das Wesentliche wiederzugewinnen.

Ich könnte mir vorstellen, dass in der Schwangerschaft mit Hilfe von Feng Shui ein Konzept von Zuhause entstehen kann, das dem Empfinden der werdenden Eltern als künftiger

Familie besonders deutlich entspricht. Es wird ein sehr persönliches Konzept sein, das sich kaum an den kommerziell orientierten Vorschlägen orientieren wird. Es kann ein Konzept sein, das nicht auf vorgefertigte Klischees zurückgreifen muss, sondern aus der Idee der Gemeinschaft der künftigen Familie erwächst.

In diesem Sinne glaube ich, dass Feng Shui sehr wohl eine, wenn nicht sogar *die* Alternative für werdende Eltern bietet, die von Anfang an einen neuen und bewussteren Umgang mit ihrem Lebensraum pflegen wollen.

Es grüßt dich aus München
Christopher

Was dieses Buch möchte

Liebe Leserin, lieber Leser,

wir zeigen Ihnen die Schwangerschaft als eine Zeit, in der Sie auf neue Weise Raum einnehmen, in der Sie Raum geben und gemeinsam neue Räume betreten. Wir möchten Sie zu Übungen anregen, die Ihre Wahrnehmung für Räume schärft und Ihnen einiges über grundlegende Ideen des Feng Shui nahe bringt und wie es sich für Sie anwenden lässt. Oder interessiert es Sie jetzt gerade besonders, welcher Elemente-Typ Sie sind? Ziehen Sie gerade um und suchen Tipps für die Einrichtung oder für Rituale zum Umzug? Sie finden in diesem Buch Anregungen – ganz praktische ebenso wie eher geistige –, außerdem Körperübungen und Phantasiereisen, und wir möchten Sie herzlich dazu einladen, ganz nach Ihren Bedürfnissen auszuwählen, zu blättern, zu lesen, mitzudenken und sich einzufühlen, um die Weisheit einer alten chinesischen Philosophie des Lebens und Wohnens für sich und Ihre werdende Familie zu entdecken.

Natürlich stellen sich in dieser Zeit noch sehr viel mehr und ganz andere Fragen. Für all diese empfehlen wir Ihnen als Lektüre «Schwangerschaft, Geburt und erstes Lebensjahr» von Regina Hilsberg oder für die Zeit nach der Geburt «Das tut mir gut nach der Geburt» von Margarita Klein und Maria Weber (s. Anhang).

Dieses Buch kann, auch was die

Möglichkeiten des Feng Shui angeht, nur einen kleinen, auf Ihre spezielle Situation ausgerichteten Ausschnitt bieten. Wer sich darüber hinaus mit Feng Shui beschäftigen möchte, der sei auf das Buch «Die Gesetze des Feng Shui» von Christopher A. Weidner verwiesen (s. Anhang).

Feng Shui für Ihr Wohlbefinden

Für gelungenes Feng Shui gibt es drei goldene Regeln, die wir Ihnen sehr ans Herz legen möchten.

1. Der Grundsatz der einfachen Lösung

Lösungen im Feng Shui sollen einfach und nahe liegend sein. Wir müssen keine komplizierten Umwege machen, um das Feng Shui unseres Lebensraumes zu stärken und zu verbessern. Wer also die Wahl zwischen mehreren Lösungen hat, sollte stets diejenige wählen, die am leichtesten umzusetzen ist.

2. Der Grundsatz der angemessenen Lösung

Eine gute Feng-Shui-Lösung ist immer angepasst an die Situation, in der sie zur Anwendung kommt. Nicht immer muss man gleich das gesamte Arsenal an möglichen Hilfsmitteln aufbieten: In den meisten Fällen genügt schon die Veränderung eines winzigen Details, um die gewünschte Wirkung zu erzielen. Hier ist entscheidend, dass, wer sich für Feng Shui als Grundlage zur Gestaltung seines Lebensraumes entscheidet, auch lernt, die Sinne zu schärfen, damit die Bedürfnisse eines Raumes genau erspürt und das rechte Maß getroffen werden können.

3. Der Grundsatz der schlichten Lösung

Die besten Feng-Shui-Lösungen sind zugleich auch die unauffälligsten. Sie stimmen mit unserem persönlichen Geschmack überein und gliedern sich harmonisch in unser vertrautes Umfeld ein. So manches Glück und Wohlstand versprechende Feng-Shui-Utensil ist allein schon deshalb fehl am Platze in Ihren vier Wänden, weil es Ihnen schlicht und ergreifend nicht gefällt. Sobald Sie einen noch so gut gemeinten Feng-Shui-Gegenstand als Fremdkörper empfinden, hat er in

Ihrem Lebensraum nichts zu suchen! Vertrauen Sie nicht den Angeboten einschlägiger Kataloge, sondern lieber Ihrem eigenen Empfinden für Schönheit. Entwickeln Sie eine eigene Kreativität. Dieses Buch möchte Ihnen dazu Anregung, Anleitung und Fundus sein.

Und wir möchten Ihnen noch eine vierte Empfehlung geben:

Spüren Sie genau hin, wie ein Raum oder ein Gegenstand auf Sie wirkt, öffnen Sie Ihre Sinne weit und spüren Sie, welche Gefühle Ihre Wahrnehmung auslöst. Nur so können Sie ein sinn-volles Leben gestalten.

Öffnen Sie Ihre Sinne weit ...

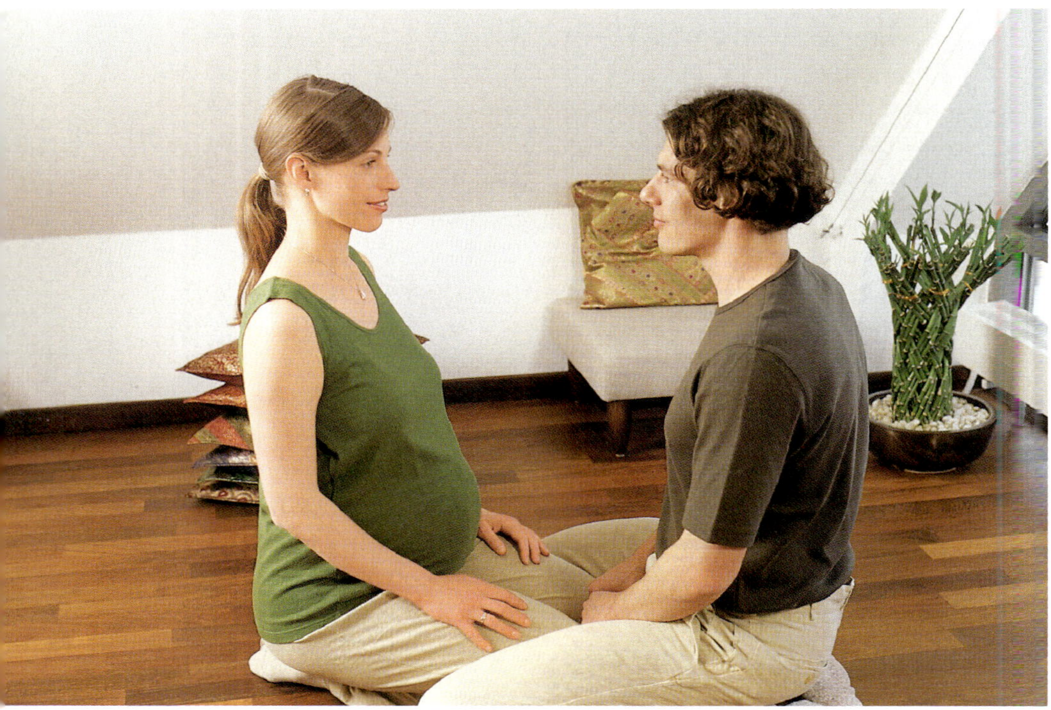

Innenwelt – Außenraum

Eine Wohnung ist sowohl ein Teil der ganz privaten Innenwelt eines Menschen als auch der Ort, an dem er sich ausgewählten Mitmenschen zeigt.

Als Teil der Innenwelt hat die Wohnung eine Funktion als dritte Hülle. Die erste ist unsere eigene Haut: Sie umschließt den Innenraum des Körpers. Die zweite ist unsere Kleidung: Sie schützt den Körper und drückt in der Wahl von Form, Farbe und Material aus, wie ich mich meiner Umgebung zeigen möchte. Die Wohnung ist unsere dritte Hülle: Sie bietet Schutz sowohl vor dem Wetter als auch vor fremden Blicken. In ihr leben wir die intimsten Momente unseres Daseins, ihr zeigen wir uns nackt in vielerlei Beziehung. Sie kann uns stärken und schützen, oder sie kann auch eine weitere Anstrengung im Leben bedeuten, wenn ihre Gestaltung uns nicht entspricht.

Gleichzeitig ist die Wohnung die Bühne, auf der Sie ausgewählten Zuschauern Szenen aus Ihrem Leben präsentieren (vgl. Wansch 1989).

So betrachtet, wirkt eine Wohnung sowohl nach innen als auch nach außen. Welche Wirkung hat Ihre Wohnung auf Sie?

Beginnen wir unser Gespür für den Raum, der uns umgibt mit all seinen Möglichkeiten und Herausforderungen, durch eine kleine Phantasiereise zu erproben.

Machen Sie es sich ganz bequem, lesen Sie den Text langsam, oder lassen Sie sich vorlesen, und erlauben Sie sich, vor Ihrem inneren Auge Ihre ganz eigenen Bilder entstehen zu lassen.

Ihre Wohnung: Hülle des Körpers und Bühne des Lebens

Stellen Sie sich einmal vor, vielleicht mit geschlossenen Augen, vielleicht ganz entspannt sitzend oder liegend, dass jedes Bein, jeder Arm wirklich bequem ruhen. Und machen Sie sich dann den Innenraum Ihres Körpers bewusst, vielleicht mit dem Atem … nehmen Sie wahr, dass er ein- und ausströmt … machen Sie sich eine Vorstellung davon, dass Ihr Körper ein Innenraum ist. Bei manchen Körperteilen wird es sehr leicht fallen: zum Beispiel den Kopf wahrzunehmen als einen Raum … dann den Hals als Übergang in den Brustraum … die Schultern … Und vielleicht fällt es Ihnen sogar leicht, durch die Schultern hinunter auch den Innenraum der Arme bis in die Hände wahrzunehmen …

Dann den Brustkorb … bis hinunter in den Bauchraum … und noch weiter hinunter den Raum des Beckens … der Ihre inneren Organe umhüllt und stützt … der es Ihnen möglich macht, aufrecht zu stehen … und durch die Hüftgelenke … auch den Innenraum der Beine … bis in die Zehen hinein.

All diese Räume werden umschlossen von Ihrer Haut. Vielleicht wird es Ihnen schon jetzt bewusst, wie Ihre Haut den Innenraum Ihres Körpers gegen den Außenraum drum herum abgrenzt … Spüren Sie einmal, wie zum Beispiel Ihre Haut auf der Unterlage, dem Sessel, dem Sofa, dem Bett Kontakt hat … wie sich Ihre Kleidung bei jedem Atemzug über die Haut verschiebt …

Und wie Sie vielleicht durch eine ganz kleine Bewegung auch in anderen Körperregionen spüren können, wie Ihre Haut den Kontakt zur Kleidung hat …

Im Gesicht spüren Sie vielleicht einen leichten Luftzug …

Um Ihre Haut herum sind Sie von Kleidung umhüllt. Spüren Sie einmal, ob Ihre Kleidung genauso beschaffen ist, wie Sie es sich wünschen: ob sie Sie auf die richtige Weise wärmt, ob sie Ihnen Bewegungsfreiheit lässt … Wie sich das Material anspürt, und vielleicht können Sie sogar die Farben der Stoffe mit der Haut fühlen …

Und dann außerhalb Ihrer Kleidung: Spüren Sie mit geschlossenen Augen die Wände Ihres Zimmers um sich herum … die Ausdehnung des Raumes … Spüren Sie mit geschlossenen Augen das Licht, das im Raum ist … Spüren Sie den Fußboden.

Wo genau befindet sich in diesem Raum eine Tür, wo ist das Fenster … wie weit sind die Wände entfernt … welche Möbel stehen direkt um Sie herum? Und dann gehen Sie noch einen Schritt weiter. Erspüren Sie mit geschlossenen Augen Ihre gesamte Wohnung oder das gesamte Haus, in dem sich das Zimmer befindet, und erspüren Sie das Ausmaß seiner Größe, seiner Form, seiner Materialien.

Und dann stellen Sie sich vor: Ihre Wohnung, oder zumindest Teile davon, dienen Ihnen auch als Bühne. Hier spielt ein großer Teil Ihres Lebens, mit Ihrer Familie oder auch mit sich alleine … mit Besuchern, den zufälligen ebenso wie den lange erwarteten, den geliebten ebenso wie den unerwünschten. … Die Wohnung bildet den Rahmen für viele Szenen Ihres Lebens …

Dann schließen Sie diese kleine Reise nach innen ab. Räkeln Sie sich, recken und strecken Sie sich gründlich.

Nachbetrachtung: Lassen Sie die Bilder aus der kleinen Reise auf sich wirken, und fragen Sie sich: Gibt mir meine Wohnung genügend Spielraum für die Rolle, die ich hier spielen möchte? ... Ist diese Kulisse der richtige Hintergrund für meinen Auftritt im Leben? ... Oder habe ich, seitdem ich die Wohnung so eingerichtet habe, wie sie jetzt ist, meine Rolle erweitert, verändert? Passt vielleicht die Bühne gar nicht mehr so richtig zum Theater, das sich darauf abspielt?

Das Feng Shui sagt: «Wie innen so auch außen.» Entspricht das, was außen von Ihrem Leben sichtbar ist, dem, was innen ist? Und wenn Sie einen Wunsch frei hätten (und in der Phantasie haben Sie alle Wünsche frei): Wie möchten Sie Ihre Bühne jetzt anders gestalten? Jetzt, in dieser Zeit, in der Sie dabei sind, eine Rolle als Mutter / als Vater zu erlernen! Und gestatten Sie sich, bei der Gestaltung sehr sorgfältig zu sein: Sie sind die Regisseurin Ihres Lebens, und Sie bestimmen, wie Ihr Auftritt umrahmt ist.

Welche Rolle werden wir als Familie spielen?

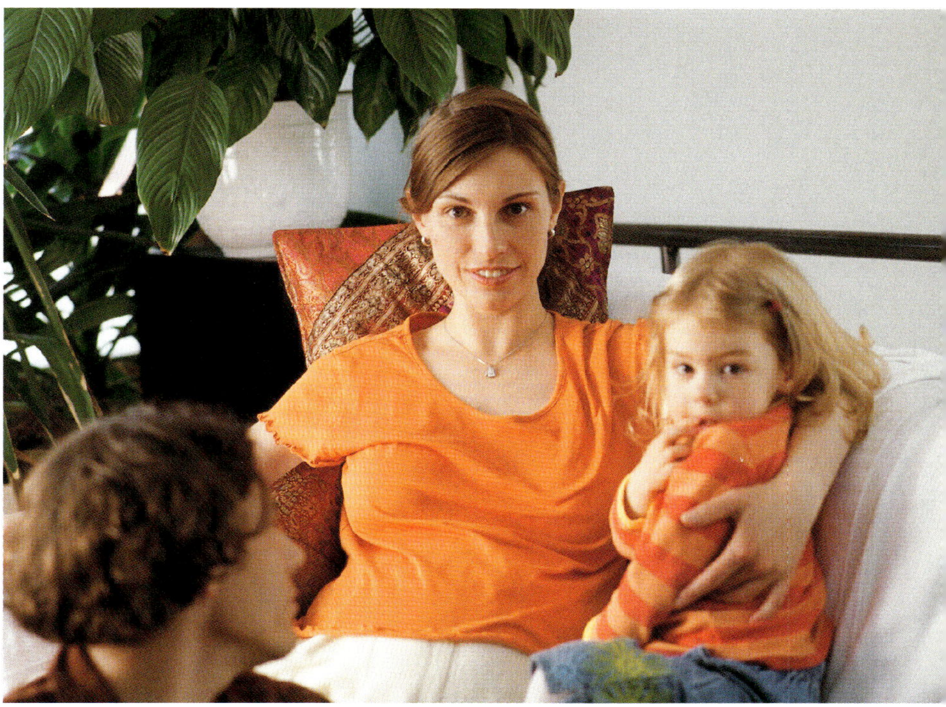

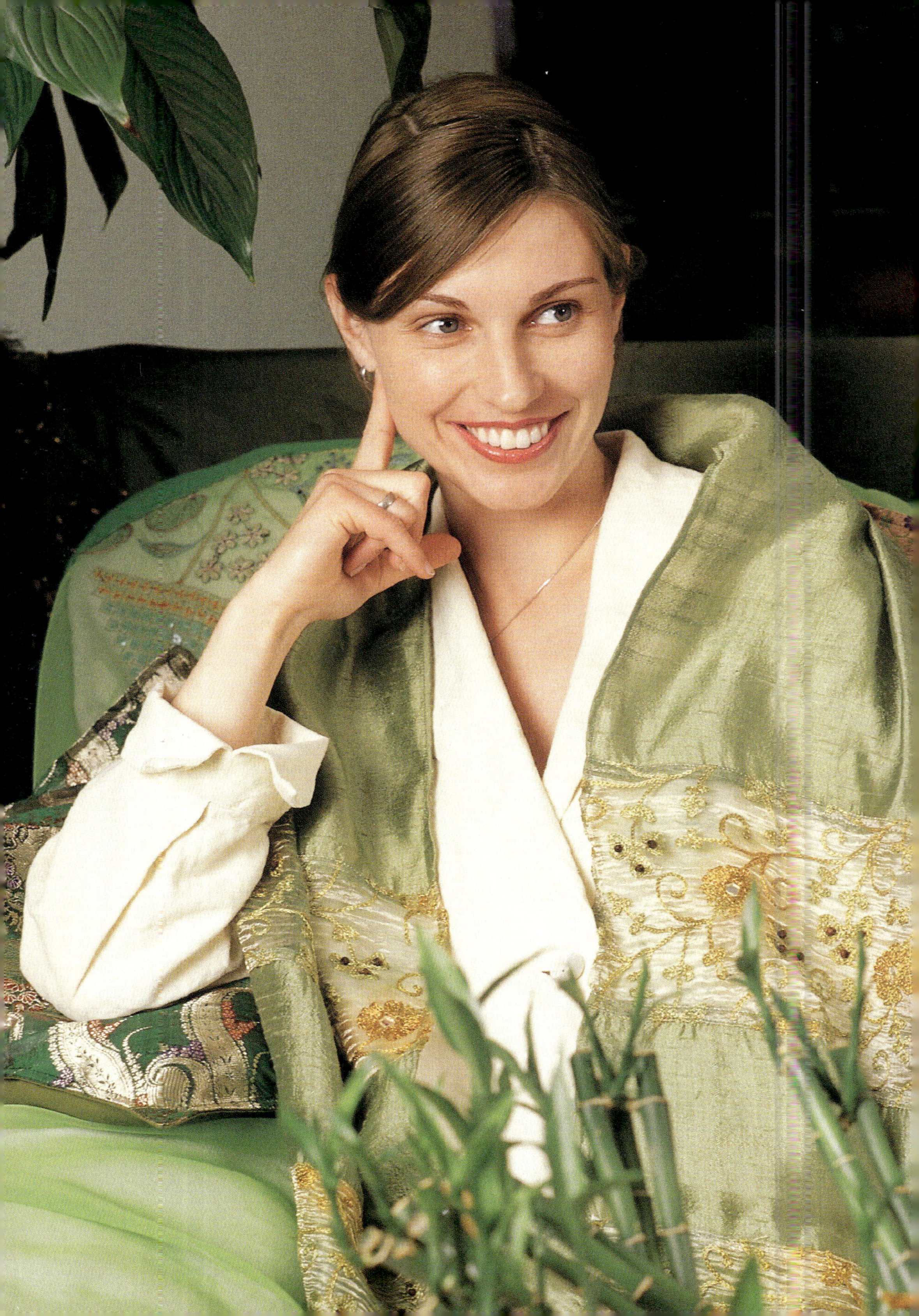

Kapitel 1 | *Zwölf Monate*

Unter dem Gesichtspunkt «Raum schaffen für ein neues Leben» begleiten wir Sie nun durch die kommende Zeit. Wir möchten Sie dazu anregen, den bewegenden Prozessen in Ihrem Inneren auch außen sichtbar Raum zu geben.

Wieso zwölf Monate? Zu Ihrer Beruhigung: Bis zur Geburt eines Menschenkindes dauert es auch weiterhin etwa neun Monate. Die ersten drei Monate nach der Geburt sind aber in gewisser Weise noch der Schwangerschaft zuzurechnen, weil dann für das Baby erst der Übergang in das Leben außerhalb des Mutterleibs vollendet wird und für Frau und Mann der Übergang in das Leben als Eltern. Sowohl Eltern als auch Kind müssen große Anpassungsleistungen vollbringen, die für die Frau und das Baby auch auf der körperlichen Ebene stattfinden. Erst wenn diese abgeschlossen sind, ist das Baby richtig in die Welt gekommen und steht die Mutter wieder mit beiden Beinen in ihrem neuen Leben. Die Lehre des Feng Shui hat für diese Lebensphase ein interessantes Modell anzubieten.

Eine wichtige Grundlage der Philosophie des Feng Shui ist der Zyklus der vier Jahreszeiten, der nach zwölf Monaten abgeschlossen ist und wieder von vorne beginnen kann. Jede Jahreszeit bietet dem Menschen eine andere Form der Energie an, besitzt eine andere Qualität, die wichtig ist für sein Leben. Die alten Chinesen nannten die Energie des Frühlings *Holz*, die des Sommers *Feuer*, die des Herbstes *Metall* und die des Winters *Wasser*.

Jede dieser Energien sorgt auf ihre Weise dafür, dass das Leben im Fluss bleibt: *Holz* steht für Aufbruch und Wachstum, *Feuer* für Wärme und Reife, *Metall* für Vollendung und Ernte und *Wasser* für den Rückzug der Natur. An den Übergängen zwischen diesen Phasen siedelten die chinesischen Weisen das Element *Erde* an, das gewissermaßen vor der Wandlung einer Jahreszeit in die andere noch einmal die Energien des Zyklus sammelt. (Später wurde dieses Element auch dem Spätsommer zugeordnet. Das spielt allerdings für die folgenden Überlegungen keine weitere Rolle.)

Da eine Schwangerschaft jedoch neun und nicht zwölf Monate dauert, fehlt nun jedem Menschen schon bei der Geburt gewissermaßen ein Viertel dieses Zyklus und damit die Qualität dieser Jahreszeit. Man spricht auch davon, dass dieses fehlende Element eine Art Schwachstelle im Leben eines Menschen bleibt.

Aus Sicht des Feng Shui können Sie hier einen Ausgleich dadurch schaffen, dass Sie das fehlende Element in den ersten drei Monaten in der Umgebung des Neugeborenen ergänzen. Dazu können Sie sich der Entsprechungen aus Kapitel 5, «Die fünf Elemente», bedienen.

Um festzustellen, welches Element Ihrem Kind «fehlt», brauchen Sie nur das Geburtsdatum zu betrachten. Wenn es am Anfang einer Jahreszeit liegt, dann fehlt ihm die entsprechende Qualität des zugehörigen Elementes. Liegt es eher am Ende einer Jahreszeit, gilt das darauf folgende Element als ausschlaggebend.

Dabei sind die Jahreszeiten nach dem chinesischen Kalender maßgeblich.

Elemente nach dem chinesischen Kalender

Jahreszeit	Beginn	Element
Frühling	4./5. Februar	Holz
Sommer	6./7. Mai	Feuer
Herbst	8./9. August	Metall
Winter	8./9. November	Wasser

Diese Angaben sind nur ungefähre Werte und sollten auch als fließende Übergänge verstanden werden. Sollte die Geburt Ihres Babys mitten in einer Jahreszeit liegen, dann beziehen Sie auch das gerade herrschende Wetter mit in Ihre Überlegungen ein: Ist es noch eher winterlich draußen oder schon Frühling?

Beispiel: Ein Kind ist am 10. Februar geboren. Nach dem chinesischen Kalender ist es ein Kind des Frühlings. Da dieser jedoch gerade erst begonnen hat, hat es diese Phase im Mutterleib nicht integriert und braucht deshalb die Eigenschaften des Elementes Holz in den ersten drei Monaten.

Ein Kind ist am 5. November geboren. Damit gehört es noch in die Jahreszeit Herbst, die aber so gut wie abgeschlossen ist. Dem Kind ist im Mutterleib gewissermaßen die Jahreszeit Winter entgangen und damit das entsprechende Element *Wasser*. Das sollten Sie in den ersten drei Monaten ergänzen. Wie genau, das erfahren Sie in Kapitel 5, ab S. 102.

Der Anfang: Raum geben für eine neue Zeit

Die ersten zwölf Wochen einer Schwangerschaft sind vor allem eine Zeit der Unsicherheit und Umstellung. Da ist zunächst die Frage: Bin ich schwanger? Dann die Gewissheit: Ich bin schwanger! Und die Reaktion: Oh Schreck, juhu, endlich, nein, bloß das nicht ... All diese Gedanken und Gefühle, die da zur gleichen Zeit oder kurz hintereinander stattfinden! Tief drinnen in Ihrem Körper regt gerade der noch winzige Embryo Ihre Gebärmutter dazu an, ihm ein Nest zu bereiten. Auch das ist eine Auseinandersetzung zwischen Mutter und Kind: Der mütterliche Körper muss sich bereit erklären, die natürliche Abstoßungsreaktion zu unterdrücken und dem Kind Raum zu geben und es zu ernähren. Die heftigen Kämpfe auf der körperlichen wie auf der seelischen Ebene, manchmal auch in der Beziehung, wenn nämlich der Partner oder das nähere Umfeld sich nur mäßig begeistert zeigt über die Schwangerschaft – all diese Auseinandersetzungen finden vor allem innen statt.

Rein äußerlich ist bis dahin noch recht wenig von der Schwangerschaft zu bemerken. Innerlich jedoch wird umso mehr Energie benötigt, um all das zu bewältigen. Auch wenn diese Vorgänge mehr oder minder unbewusst ablaufen, verbrauchen Sie Energie, und es ist möglich, dass Sie sich in dieser Zeit sehr müde fühlen. Müdigkeit ist ein weitaus häufigeres Symptom einer Frühschwangerschaft als die viel zitierte Übelkeit. Der Körper verlangt längere Ruhepausen, um seine Arbeit tun zu können. Viele schwangere Frauen beschreiben eine gesteigerte Empfindsamkeit gegenüber Sinnesreizen: Lärm und optische Reize werden ihnen leicht zu viel, sie reagieren ungewohnt empfindsam auf Gerüche, und möglicherweise entwickeln sie auch neue Geschmacksvorlieben.

In dieser sensiblen Zeit bekommt Ihre Wohnung eine ganz besondere Bedeutung: Sie gibt Ihnen Sicherheit, sie schützt Sie, sie ist Ihre Höhle. Hier sind all die Dinge, die Sie in Ihrem bisherigen Leben um sich herum versammelt haben. Die Stürme in Ihrem Inneren können erträglicher sein, wenn der äußere Rahmen Ihnen Halt gibt.

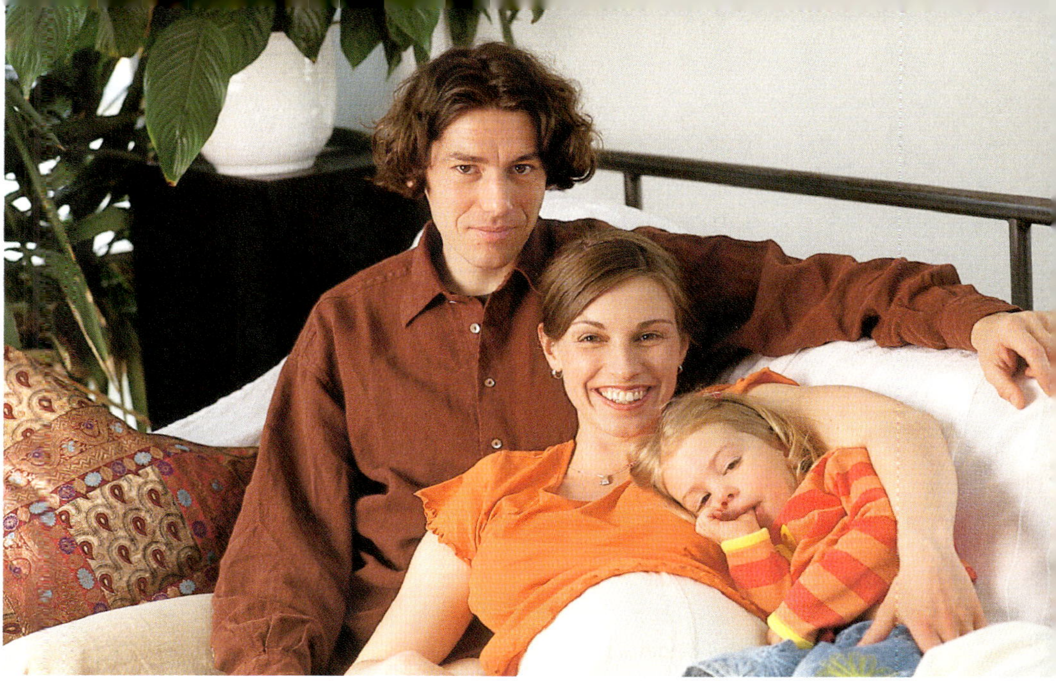

Ihre Wohnung gibt Ihnen Sicherheit

Ein Rahmen für zwei Seelen

1. Der Rahmen

Betrachten Sie Ihre Wohnung unter dem Gesichtspunkt, ob sie Ihnen das Gefühl von Sicherheit vermittelt.

- Ist sie im Moment die Höhle, die Sie brauchen?
- Gibt es ein Zimmer, das Ihnen im Moment das besondere Gefühl von Ruhe gibt?
- Gibt es in einem der Zimmer eine Ecke, einen Platz, an denen Sie sich sicher und geborgen fühlen?

Es ist so gut, in einer Zeit großer innerer und äußerer Bewegtheit einen Ort zu haben, vielleicht nur einen kleinen Platz, an dem Sie das Gefühl von Sicherheit erleben können. Hierhin können Sie sich zurückziehen, wenn Sie das Bedürfnis dazu haben.

2. Ein Platz für Zweifel und Ängste

Was immer Ihnen an Zweifeln, Ängsten, Sorgen, Wut, Ärger oder auch Verzweiflung in diesen Wochen begegnen mag: Erlauben Sie all diesen verwirrenden Gefühlen, da zu sein. Die Erfahrung zeigt, dass all diese «bösen Geister», wenn man ihnen ein wenig Platz gibt, viel von ihrem Schrecken verlieren. Es gehört durchaus zum ersten Drittel einer Schwangerschaft dazu, dass Sie gelegentlich negative Gefühle haben.

Suchen Sie sich einen Platz in Ihrer Wohnung, an dem Sie diese Gefühle zulassen mögen. Ziehen Sie sich immer dann dorthin zurück, wenn es an der Zeit ist, ihnen Raum zu geben. Für manche Menschen ist es sehr erleichternd, Verunsicherung, Angst, Wut und Ärger in Worte zu fassen, aufzuschreiben, laut auszusprechen oder garstige Männchen zu malen. Wenn es dann genug ist, verlassen Sie den Platz, räkeln Sie sich gründlich, waschen Sie Ihre Hände und das Gesicht, trinken Sie ein Glas heißes oder kaltes Wasser: Wasser klärt und reinigt. Erlauben Sie Ihrem Blick, in die Weite zu gehen (blauer Himmel oder ziehende Wolken sind wunderbar), oder legen Sie sich Musik auf, bewegen Sie sich, schütteln Sie Unangenehmes von sich ab.

Sollten Sie etwas aufgeschrieben haben, können Sie Ihre Aufzeichnungen verbrennen oder sie in einen Fluss werfen, wenn Sie einen in der Nähe haben, oder sie in der Erde vergraben oder eine Papierschwalbe daraus basteln und sie davonfliegen lassen. Feuer, Erde, Luft, und Wasser nehmen Ihre Sorgen auf und «recyceln» sie.

Eine sonnendurchflutete Wohlfühl-Oase

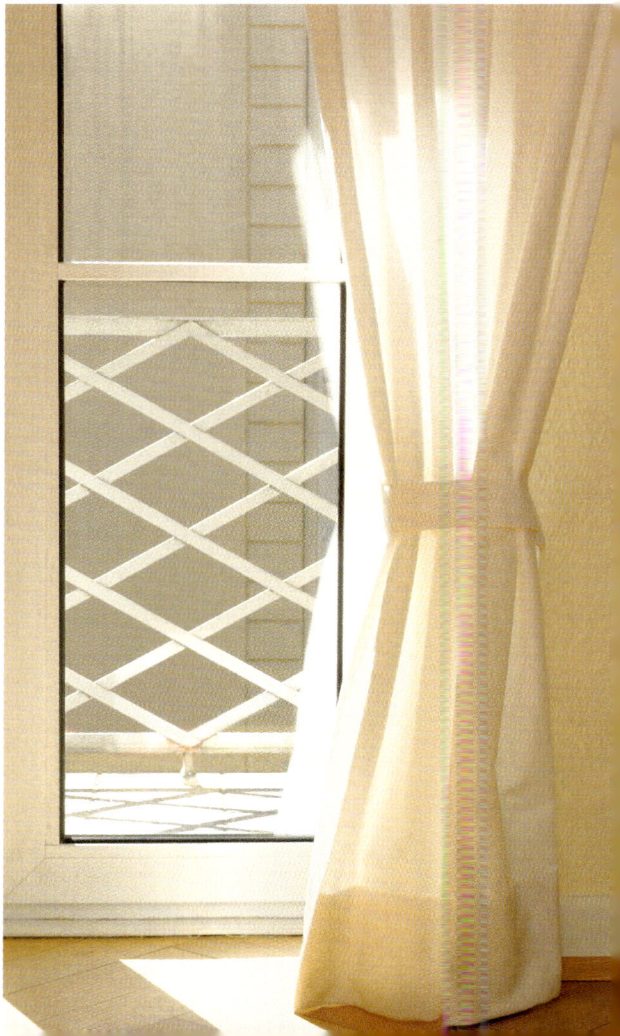

Feng-Shui-Tipp

Aus Sicht des Feng Shui ist es am besten, wenn Sie Ihre negativen Gefühle fließendem Wasser überantworten: Es nimmt sie in sich auf und trägt sie einfach davon – so wie Tränen Erleichterung verschaffen und den Kopf wieder befreien. In unseren Wohnungen sind es die Badezimmer und Toiletten, die diesen Aspekt ganz deutlich in sich tragen, denn sie dienen der körperlichen Reinigung.

Es ist deshalb überhaupt nicht abwegig, gerade dorthin zu gehen, um sich seiner Sorgen, Nöte und Ängste zu entledigen! Viele Menschen tun das ohnehin. Ob Sie aber nun Ihre schlechten Gefühle in der Toilette hinunterspülen oder sich eine ausgiebige Dusche oder ein Bad gönnen und sich dabei vorstellen, wie das Wasser nach und nach alle negativen Gedanken in den Abfluss schwemmt, bleibt Ihnen überlassen. Wichtig ist nur, dass Sie die Gefühle an diesem Ort lassen. Und wenn Sie dann die Türe des Badezimmers hinter sich zuziehen, haben Sie sich auch des seelischen Ballastes für eine Weile entledigt.

3. Ein Platz fürs Glück

Suchen Sie sich in Ihrer Wohnung, in Ihrem Zimmer, vielleicht auch nur auf Ihrem Schreibtisch einen Platz, an dem Sie all Ihre glücklichen Gefühle, Ihre freudige Aufregung, Ihre Neugier aufbewahren können. Wenn Sie mögen, können Sie sich Symbole suchen für diese Gefühle. Fühlt sich Ihre Freude an wie eine leuchtende Sonne oder wie ein sprudelnder Quell? Wie eine Rosenknospe oder wie ein klarer Kristall? Oder noch ganz anders?

Vielleicht schreiben Sie die Worte auch auf kleine Zettel und sammeln sie in einer kleinen Schatzkiste.Wenn Ihnen dann einmal wieder mulmig wird, greifen Sie in dieses Kästchen, und freuen Sie sich an Ihren gesammelten Schätzen.

Feng-Shui-Tipp

Glück ist ein kostbares Geschenk und verdient deshalb auch einen schönen Platz in unseren vier Wänden. Wenn Sie Raum dafür in Ihrer Wohnung haben, sollten Sie sich eine Wohlfühl-Oase schaffen, in die Sie sich zurückziehen, um sich an den schönen Dingen des Lebens zu erfreuen. Das kann ein gemütlicher Sessel sein oder eine eigens dafür eingerichtete Zimmerecke. Sammeln Sie dort schöne Dinge, lassen Sie sich dort nieder, und kosten Sie die Gefühle von Glück und Zufriedenheit aus. Entzünden Sie eine Kerze, geben Sie ein paar Tropfen Ihres Lieblingsduftöls in die Duftlampe, stellen Sie sich Blumen auf, oder gönnen Sie sich den Anblick einer üppig gefüllten Obstschale, den Duft und den Geschmack der Früchte.

Nach und nach wird dieser Platz an Kraft gewinnen, und vielleicht, wenn Ihre Stimmung wieder einmal nicht die beste ist und Sie inneren Zuspruch gebrauchen können, genügt es dann, dass Sie sich für Momente an diesen Platz setzen, um die Kraft, die von ihm ausgeht, einzuatmen und mit allen Sinnen aufzunehmen.

Wenn Sie ein Stück dieser Wohlfühl-Oase zum Beispiel an Ihren Arbeitsplatz mitnehmen möchten, dann schaffen Sie sich auf Ihrem Schreibtisch ein kleines Fleckchen, auf dem Sie Gegenstände platzieren, die für Sie Glück bedeuten. Das kann ein schöner Stein sein, vielleicht ein Bergkristall, von dem man sagt, er könne Energien besonders gut speichern.

Natürlich kann ein solcher Ort draußen in der Natur liegen – ein stilles, geheimes Fleckchen Erde, das Ihnen Kraft und Zuversicht schenkt, sobald Sie Ihren Fuß darauf setzen. Solche Kraftquellen lassen sich auch im Park in der Großstadt oder im eigenen Garten finden.

Mittendrin: Raum für neue Perspektiven

Bei den meisten Frauen verbessert sich das allgemeine Befinden im zweiten Drittel der Schwangerschaft deutlich. Die Müdigkeit lässt nach, ihre Lebensenergie steht ihnen nun auch wieder für andere Dinge zur Verfügung. Viele Frauen nutzen diese Zeit, um so weit wie möglich ihr bis dahin gewohntes Leben weiter zu führen. Die Erfahrung zu machen, dass Sie auch und gerade in der Schwangerschaft eine gesunde, kraftvolle Frau sind, die ihr Leben recht gut bewältigt, kann sehr beruhigend sein. Leider wird diese Phase häufig verunsichert durch die oft von außen aufgedrängte Frage, ob eine Fruchtwasseruntersuchung sinnvoll ist, sie wird belastet durch die Untersuchung selbst und durch das zermürbende Warten auf das Ergebnis. Vielleicht brauchen Sie dann Ihre Sorgenecke besonders, um unnötiges Grübeln zu vermeiden und den Fragen und Bedenken einen angemessenen Platz geben zu können.

Zwischen der sechzehnten und der zwanzigsten Woche erleben Sie etwas ganz Besonderes. Sie spüren die Bewegungen Ihres Kindes, zunächst ganz zart wie Schmetterlingsflügel, dann werden die Signale immer deutlicher: Ich bin da, es gibt mich, ich bin ein eigenes Leben in deinem Körper!

Viele Frauen spüren ab dem vierten Monat einen wahren Energieschub. Der Körper hat sich auf die Schwangerschaft eingestellt, und gleichzeitig ist das Kind noch nicht so groß, dass es zu einer Belastung wird. Eine gute Zeit, um sich die Frage zu stellen: Was möchte ich jetzt noch tun, was möchte ich jetzt noch einmal besonders genießen? Oder welche neuen Wünsche und Bedürfnisse werden mir jetzt deutlich? In dem Maße, wie Ihr Kind nach und nach seine Sinnesorgane entwickelt, sind vielleicht auch Sie mit allen Sinnen im Leben präsent. Vielleicht möchten Sie noch verreisen, vielleicht macht es Ihnen jetzt besondere Freude, mit Ihren neuen Körperproportionen zu spielen (endlich einmal dürfen Sie Bauch haben!), vielleicht macht es Spaß, mit neuen Farben, neuen Kleidungsstücken, vielleicht auch mit neuen Frisuren zu experimentieren.

In dieser Phase denken viele werdende Eltern auch schon an äußere Veränderungen:

- Reicht die Wohnung aus?
- Wie sollen wir dann hier miteinander leben?
- Oder sollen wir besser umziehen?
- In welcher Umgebung wird das Kind aufwachsen?
- Ist dieser Stadtteil, ist dieser Ort wirklich gut für Kinder und für uns als Eltern?

Wenn Sie bislang nicht mit Ihrem Partner zusammengewohnt haben, denken Sie jetzt wahrscheinlich darüber nach, ob es so bleiben soll oder ob Sie eine gemeinsame Wohnung suchen wollen.

Auch bei solchen Entscheidungen wird es wieder Zweifel und Zwiespältigkeiten neben den kleinen und großen Freuden geben. Und es wird sich vielleicht erst nach einiger Zeit herausstellen, welche Konsequenzen sie haben. In Bezug auf Ihre Wohnung, auch mit Blick auf bevorstehende Veränderungen, mag jetzt die richtige Zeit sein, Raum zu schaffen für neue Perspektiven, Platz zu schaffen, sich von Altem zu trennen.

Entrümpeln und die Leere geniessen

Um wirklich Platz für all das Neue zu schaffen, was sich in Ihrem Leben demnächst einstellen wird, wäre es gut, alte Dinge abzuschließen (Kingston 2000). Bei all den Gegenständen, die Sie im Laufe der Jahre um sich herum versammelt haben, können Sie sich vielleicht die folgenden Fragen stellen:

- Was ist heute für mich wichtig?
- Wozu dient es mir?

Was ist wirklich wichtig?

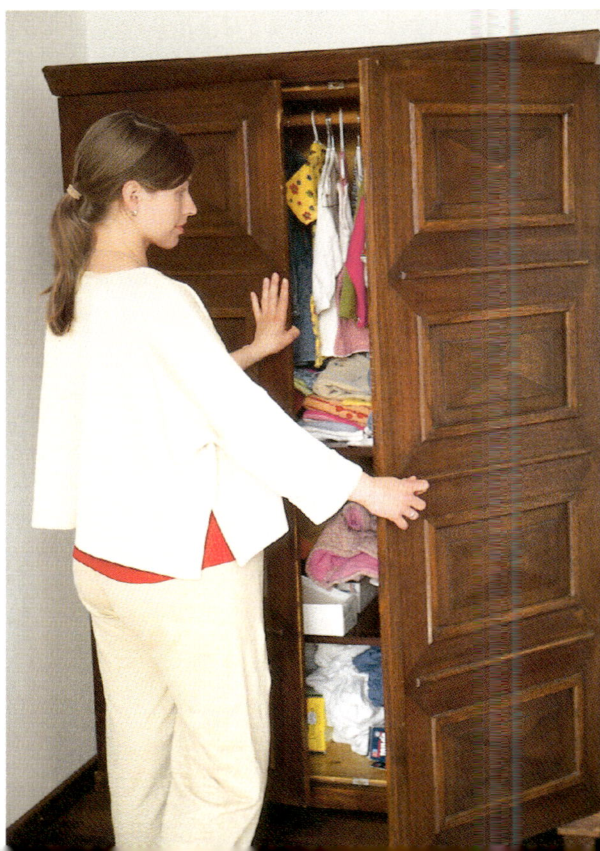

- Was brauche ich jetzt nicht mehr?
- Was ist zum Ballast geworden?

Geben Sie den Dingen, die Ihnen wichtig sind, die Ihnen gut tun, einen würdevollen Platz, und trennen Sie sich von solchen, die eher unangenehme Gefühle in Ihnen hervorrufen. Das können zum Beispiel ungeliebte Geschenke sein, die Sie aus Verpflichtung gegenüber dem Gebenden jahrelang aufbewahrt haben. Oder ungetragene Kleidungsstücke, die Sie noch nie so recht mochten, oder Gegenstände, die Ihnen nicht wirklich gefallen und/oder die auch nicht wirklich nützlich sind. Solche Sachen sind Energiefresser, die Ihre Lebensenergie an sich binden, die Sie nicht stärken, sondern Ihre Kraft verbrauchen und zu viel Raum beanspruchen.

Das Drei-Kisten-Prinzip

Bewährt hat sich beim Entrümpeln das Drei-Kisten-Prinzip:

- Eine Kiste für Dinge, die bleiben sollen und nach dem erfolgten Entrümpeln oder nach dem Umzug einen schönen Platz bekommen.
- Die zweite Kiste für Dinge, zu denen Sie im Moment noch gar keine Meinung haben. Sie werden zwischengelagert, nach einer Weile noch einmal geprüft, dann ist vielleicht die Entscheidung klarer. Haben Sie sie vermisst?
- Eine dritte Kiste für Dinge, die Sie weggeben möchten: in den Müll, als Geschenk für andere, auf den Flohmarkt, in die Altkleidersammlung oder was immer dafür ein angemessener Platz ist.

Nehmen sie sich dabei nicht zu viel auf einmal vor. Also, nicht an einem Wochenende die gesamte Wohnung, sondern einen Raum oder nur einen Schrank. Diese Entscheidungen sind manchmal nicht ganz einfach zu treffen, und es kann Sie anstrengen, sich von Dingen zu trennen, die alle ihre eigenen Geschichten erzählen. In kleinen Schritten kommen Sie schneller zum Ziel!

Und dann, wenn Sie gründlich entrümpelt haben, genießen Sie die Leere, den freien Raum, der entstanden ist für all das Neue, das nun vor Ihnen liegt.

Die Vollendung: Raum einnehmen

Nun wölbt sich Ihr Bauch schon sehr deutlich vor, und gelegentlich stellt sich eine schwangere Frau die Frage: Ist es wirklich möglich, dass mein Bauch noch runder wird? Seien Sie unbesorgt, es ist möglich, Ihr Körper ist darauf eingerichtet, vorübergehend diese ungewöhnliche Kugelform anzunehmen. Manche Frauen wundern sich darüber, wie beweglich sie noch sind, auch bis zum Ende der Schwangerschaft, wie frisch sie sich fühlen, wie sehr sie mitten im Leben stehen. Andere wiederum fühlen sich relativ schnell schwer wie ein Berg, haben vor allem das Bedürfnis, ruhig an ihrem Platz zu bleiben. Menschen wären keine Menschen, wenn sie nicht auch in der Schwangerschaft äußerst unterschiedliche Reaktionen zeigen würden.

Jetzt, gegen Ende der Schwangerschaft, vollendet sich das Werdende. Wie schön, sich einmal vorzustellen, wie der Körper Ihres Kindes mehr und mehr Gestalt annimmt und wie es schon jetzt ein komplettes Baby ist, auch wenn es noch eine Weile reifen muss. Wie Ihr Baby seine Sinne, seine Gliedmaßen und Organe trainiert für das Leben außerhalb Ihres Körpers.

Sie nehmen jetzt viel Raum in der Welt ein, vielleicht mehr als bisher in Ihrem Leben. Wenn Sie mit Menschen zusammentreffen, können Sie sicher sein, dass die Aufmerksamkeit sich Ihnen zuwendet: Sie sind präsent, sozusagen mit der Kraft des Doppelherzens.

Vor allem gegen Ende der Schwangerschaft verspüren viele Schwangere so etwas wie einen Nestbautrieb. Die Zeit ist gekommen, alles dafür einzurichten, dass ihr Baby eine Umgebung vorfindet, in der es sich wohl fühlt. Vielleicht beginnen Sie, «eine Höhle zu bauen», die Ihnen und dem Kind in den ersten Wochen nach der Geburt Behaglichkeit und Geborgenheit vermittelt. Vieles wird überlegt, vieles wird angeschafft.

Vielleicht ist Ihnen aber auch gar nicht danach, und Sie sind mit Ihrem bisherigen Leben so intensiv beschäftigt, dass noch keine zusätzliche Zeit bleibt. Das ist auch in Ordnung, denn, ehrlich gesagt, ein Baby braucht in den ersten Wochen nach der Geburt nicht so furchtbar viel, vor allem keine großen Möbelstücke. Es braucht vor allem Platz in Ihrem Herzen und in Ihrem Leben. Vieles können Sie zunächst improvisieren und dann besorgen, wenn das Kind schon da ist und Ihnen klarer wird, was für Sie beide wirklich nützlich und praktisch ist.

Kräfte sammeln

Die letzte Phase der Schwangerschaft ist oft eine Zeit des Nach-innen-Gehens und Kräftesammelns. Wenn Sie sich dagegen noch eher nach außen hin orientiert fühlen: Auch das kann eine Möglichkeit sein, Kräfte zu sammeln. Was Sie jetzt brauchen, um das Kind willkommen zu heißen, ist eher eine spielerische, gefühlvolle Qualität, weniger eine des scharfen Verstandes. Auch dabei kann der Umgang mit Feng Shui, mit seinen Bildern und Symbolen, Sie unterstützen: Lassen Sie sich dazu anregen, mit den Ideen, die wir Ihnen anbieten, ein wenig zu spielen, und spüren Sie, ob sie Ihnen gut tun.

Auf diese Weise gehen Sie Ihrem Kind, das ja vor allem über das Spielen die Welt erfahren wird, bildlich gesprochen ein Stück entgegen.

Die Dinge befragen

Welchen Gegenstand Sie auch immer anschaffen, seien es neue Möbel für sich oder für das Baby oder kleinere Babyartikel, all diese Gegenstände gehören fortan zu Ihnen. All diese Gegenstände können Sie erfreuen oder belasten. Wenn wir einmal das Kaufen als eine Art des Energieflusses betrachten, dann stellt sich jetzt die Frage:

Wie viel Ihrer Energie in Form von Geld (für das Sie vermutlich hart gearbeitet haben) geben Sie im Austausch für welchen Artikel her?

Fragen Sie jeden Gegenstand, bevor Sie ihn erwerben: Was gibst du mir? Und lauschen Sie sorgfältig auf seine Antwort.

Erwarten Sie, dass er Ihnen Energie gibt, weil er Ihnen das Leben leichter macht, weil er schön aussieht, weil er gut riecht, weil er gut schmeckt? Oder raubt er Ihnen Energie, weil er in Ihrer Wohnung vor allem Platz einnimmt?

Wir leben in einer Zeit, die geprägt ist von einer Überfülle an Konsumartikeln. Da ist es besonders wichtig, dass Sie für sich eine Auswahl treffen: Was tut mir wirklich gut, was brauche ich, was stärkt meine Energien, wenn ich es zu Hause habe?

Geburt: sich öffnen in geschütztem Raum

Das Erleben einer Frau bei der Geburt ist einfach unbeschreiblich. Nie im Leben hatten Sie mehr Kraft und haben Sie mehr von Ihrer eigenen Kraft gespürt, und gleichzeitig: Nie im Leben gibt es mehr Weichheit, mehr Bereitschaft, sich zu öffnen, sich hinzugeben. Und weil das so ist, kann auch niemand, kein Text, kein Film, kein Geburtsvorbereitungskurs, keine Erzählung Ihrer Freundin oder Ihrer Mutter Sie wirklich darauf vorbereiten, was dann tatsächlich geschieht. Das Einzige, worauf Sie sich vorbereiten können: Was immer auch passiert, es wird sich anders anfühlen, als Sie es sich jetzt ausdenken. Sich darauf vorzubereiten, das Unerwartete, das wirklich Neue anzunehmen, das ist die beste Lösung. Wie ein Kelch sich zu öffnen, weit, bereit, das anzunehmen, was geschehen wird.

Frauen brauchen das Gefühl von Sicherheit, um sich einer Geburt hingeben zu können.

Hebammen in traditionellen Stammesgesellschaften ziehen um eine Gebärende auf die verschiedensten Arten Schutzkreise. Sie vermuten, dass diese weite Öffnung von Körper und Seele es bei der Geburt Dämonen leicht machen könnte, von der Mutter Besitz zu ergreifen oder sich des wehrlosen Kindes zu bemächtigen.

Sicherheit gibt die Anwesenheit einer vertrauten Person: Ihres Partners, Ihrer Mutter, einer Freundin. Sicherheit gibt auch das Gefühl, nach bestem Wissen und auch mit Intuition den richtigen Ort gewählt zu haben, die eigene Wohnung, ein Geburtshaus, ein bestimmtes Krankenhaus, um dort das Kind zur Welt zu bringen. Was im Einzelnen einer Frau das Gefühl von Sicherheit vermittelt, ist sehr unterschiedlich. Erlauben Sie sich, wenn Sie sich dem Haus nähern und es betreten, mit Ihrem ganzen Körper, mit allen Sinnen zu spüren: Ist dies ein Ort, an dem ich mich sicher fühlen kann?

Nur wenn Sie Ihr Kind zu Hause gebären, haben Sie wirklich Einfluss auf die Einrichtung des Raumes, in dem das Kind das Licht der Welt erblickt. Im Geburtshaus werden Sie eine Einrichtung vorfinden, die zumindest nach den Vorstellungen der dort arbeitenden Frauen auf eine Geburt förderlich wirken: freundlich

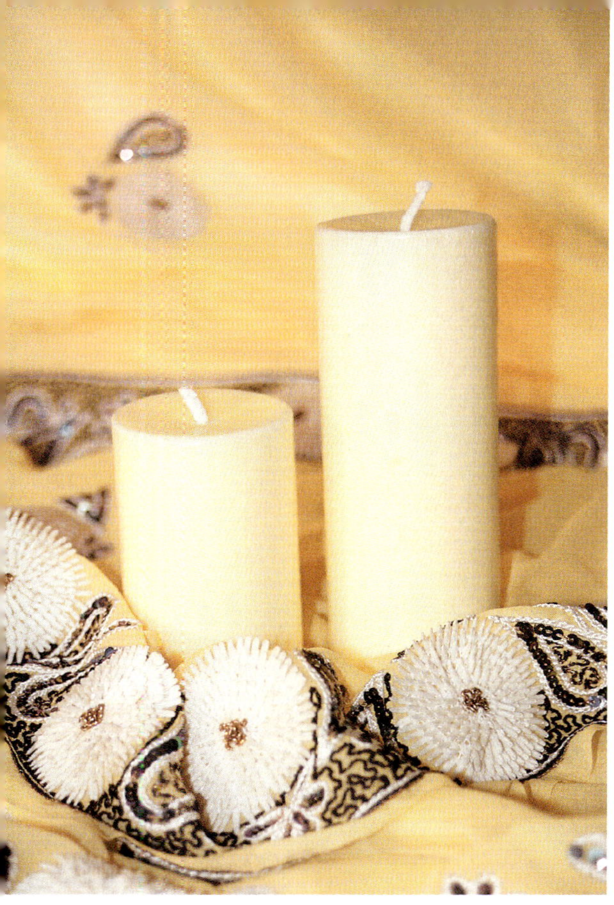

Wärme und Geborgenheit …

… durch Kerzen und Blumen

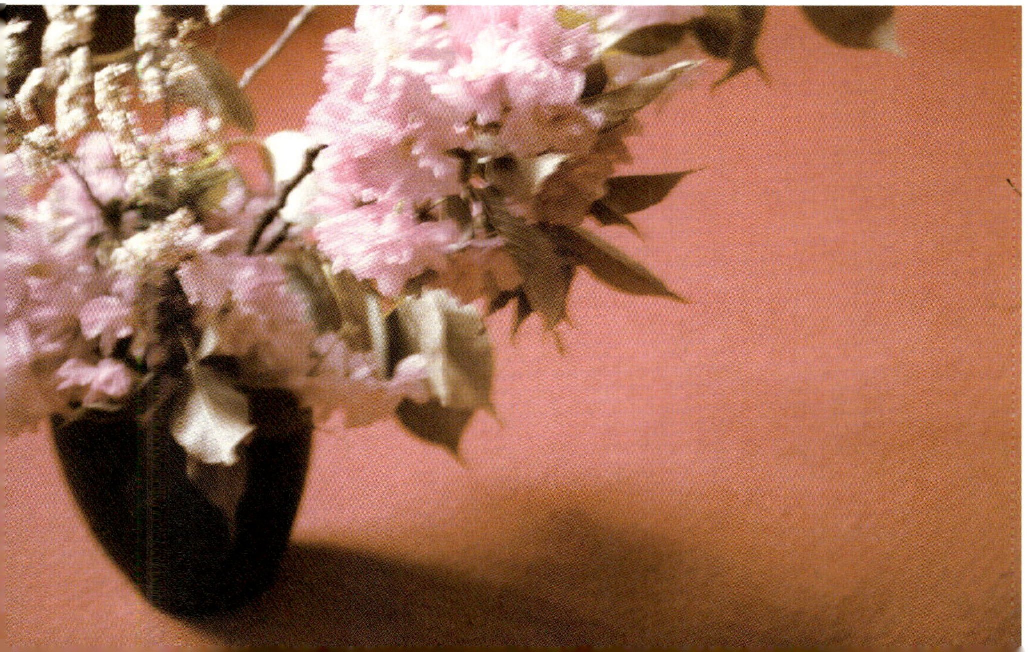

und einladend; und Bälle, Hocker, Seile und Stangen regen dazu an, sich bei der Geburt frei zu bewegen. Einige Krankenhäuser haben sich dieser Idee inzwischen angeschlossen, in anderen herrscht nach wie vor eine gekachelte, kühle, technische Atmosphäre vor.

Sowohl im Geburtshaus als auch im Gebärraum eines Krankenhauses können Sie kleine Gegenstände von zu Hause mitbringen. Diese eigenen, stärkenden Elemente tragen dazu bei, dass Sie sich in dem fremden Raum geborgener fühlen, ihn sich aneignen.

Prüfen Sie, welche unserer Ideen für Sie tauglich sind, welche wirklich zu Ihnen passen und welche in Ihnen innere Bilder lebendig werden lassen, die Ihnen Stärkung, Mut und das Gefühl von sicherer Geborgenheit geben können.

Feng-Shui-Tipp

Möglicherweise haben Sie schon während der Schwangerschaft einige symbolische Gegenstände gefunden, die Ihnen ein positives Gefühl vermitteln, zum Beispiel einen schönen Stein von einem Spaziergang. Vielleicht haben Sie auch ein Symbol gefunden, das Ihnen eine positive Vision vermittelt für die Zeit während oder nach der Geburt. Diese Dinge sind sehr individuell und können sehr persönlich sein, zum Beispiel das Foto Ihres ersten Kindes nach der Geburt oder auch von sich selbst als Baby.

Eine besondere Stimmung erzeugen Kerzen, vor allen Dingen weiße oder gar silberne Kerzen, die nach der Symbolik des Feng Shui für den Abschluss einer wichtigen Phase Ihres Lebens stehen. Und eine Geburt ist gleichermaßen Abschluss und Neubeginn.

Feng-Shui-Räucherung für die Geburt

In allen Kulturen hat das Verbrennen aromatischer Kräuter und Harze zu heilenden und magischen Zwecken eine lange Tradition. Räucherungen stehen dem Element Feuer sehr nahe und nutzen dessen reinigende Kraft, um einen Raum von fremden oder gar negativen Energien zu befreien, um dem Neuen den Weg zu bereiten und es in einer unbelasteten Atmosphäre zu begrüßen.

Auch im Feng Shui werden Räucherungen in diesem Sinne eingesetzt. Vor der Geburt bekommt die Räucherung noch eine besondere Bedeutung: Sie sorgt dafür, dass der Raum, in dem das Kind zur Welt kommen wird, frei ist von alten Belastungen, Ängsten und Sorgen. So schafft die Räucherung die Aura eines warmen, Geborgenheit spendenden Willkommensgrußes für den neuen Erdenbürger.

Die folgende Mischung ist auch während der Schwangerschaft gut geeignet. Es macht sogar Sinn, wenn Sie sich diese Räucherung schon vorher einige Male gönnen, denn wenn es dann so weit ist und Sie unmittelbar vor der Geburt stehen, kann diese Räucherung Ihnen allein schon deshalb Kraft geben, weil sie Ihnen vertraut ist. Zudem können Sie mit den einzelnen Ingredienzen

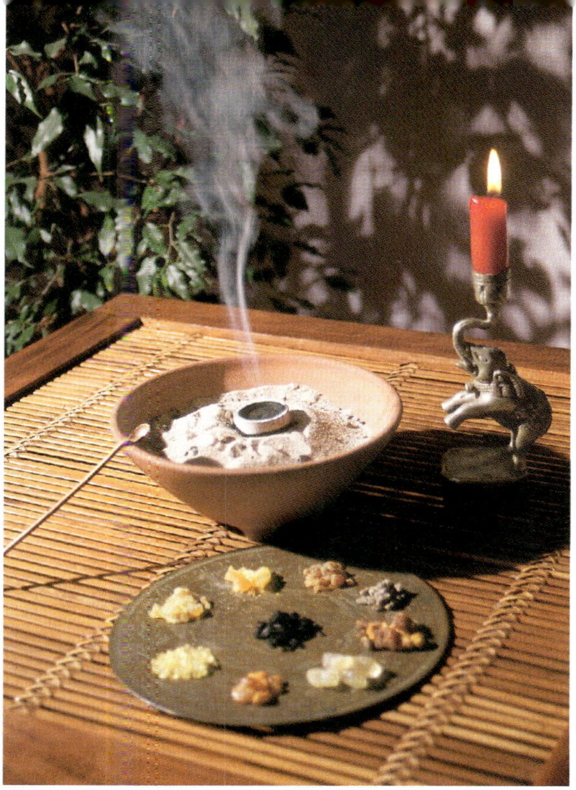

Ein Willkommensgruß

etwas experimentieren: Die Mischung ist so angelegt, dass Sie die eine oder andere Zutat auch weglassen können, wenn Sie Ihnen nicht zusagt.

Der richtige Zeitpunkt für die Räucherung liegt in jedem Fall vor der Geburt, wenn zum Beispiel die Wehen schon eingesetzt haben und Sie in dem Raum sind, in dem Ihr Kind zur Welt kommen wird. Vielleicht bitten Sie eine Freundin, für Sie die Räucherung durchzuführen, sodass Sie und Ihr Partner nicht vom eigentlichen Geschehen abgelenkt werden. Auch nach der Geburt hat es sich bewährt zu räuchern. Wenn also im Vorfeld keine Zeit war oder das Ritual vergessen wurde, können Sie es ohne Probleme auch nach der Entbindung und sogar noch zu Hause als Willkommensritual vornehmen.

Hier die Zutaten:

2 TL Myrrhe – *Myrrhe* verbrennt mit einem würzig-herben Duft, der heilende Eigenschaften besitzt und vor allen Dingen eine schützende Atmosphäre zaubert, in der sich Gefühle ungehindert entfalten können.

2 TL weißes Sandelholz – Der warme und weiche Geruch des weißen *Sandelholzes* galt schon im alten Indien als probates Mittel, um alles Böse fern zu halten und das Gefühl seelischer Geborgenheit zu geben.

1 TL Iriswurzel – So fein und mild wie ihr Aroma ist auch die Wirkung der *Iriswurzel*: Sie weckt unsere Sensibilität und macht uns empfindsam gegenüber den Bedürfnissen anderer, während sie die eigene Seele stärkt und schützt.

1 TL Tonkabohne – Warm und süß wie Vanille riecht die *Tonkabohne* und führt uns zurück in die Tage der

Kindheit, als die Sommer noch eine Ewigkeit dauerten.

1 TL Zedernholz – Der warme, fein würzige Duft von *Zedernholz* gibt der Seele Kraft und Stabilität und macht sie stark gegen die Unbilden der Welt. Er verleiht Mut und schützt sogar vor Albträumen.

1/2 TL Eisenkraut – Das heilige Kraut der Kelten und Römer besitzt starke schützende Kräfte, und sein frischer, krautiger Duft verleiht Mut, sich den anstehenden Herausforderungen zu stellen.

1/2 TL Labdanum – Erdung verspricht der warme, moorige Duft von *Labdanum:* Er hüllt in eine Aura aus Geborgenheit und Sinnlichkeit und ist Balsam für die Seele.

1/2 TL Lavendel – Negative Stimmungen werden mit dem Räuchern von *Lavendel* verbrannt. Seine blumige Note beruhigt die Seele und gibt dem Herzen Frieden. Nervosität verschwindet, Ängste verfliegen.

1/2 TL Styrax – *Styrax* duftet lieblich-süß und macht unsere Sinne sensibel für alle Eindrücke. Es löst emotionale Spannungen und vertreibt düstere Gedanken.

Für die Räucherung selbst benötigen Sie: ein feuerfestes Gefäß, Sand, selbst entzündende Räucherkohle, einen Mörser, eine Pinzette, einen Löffel, eine Kerze und die Räuchermischung.

Schließlich gehen Sie so vor:

1. Füllen Sie in ein feuerfestes Gefäß, zum Beispiel eine Tonschale, feinen Sand.

2. Entzünden Sie ein Stück handelsübliche, selbst entzündende Räucherkohle über einer Kerze, indem Sie die Kohle mit einer Pinzette darüber halten.

3. Dann legen Sie die entzündete Kohle auf den Sand des Räuchergefäßes und lassen sie dort bis zum Rand durchglühen.

4. Währenddessen zerreiben Sie die Zutaten für die Räuchermischung im Mörser.

5. Geben Sie eine Löffelspitze oder mehr auf die glühende Kohle.

6. Wenn Sie möchten, können Sie den Rauch mit einer schönen, großen Feder im Raum verteilen. Sobald die Substanzen ihren Wohlgeruch verloren haben, entfernen Sie das Räucherwerk.

Wenn Sie möchten, legen Sie neues auf.

7. Nach dem Räuchern lüften Sie kurz durch.

Wem das Ritual zur Räucherung auf Kohle zu aufwendig ist, der kann sich mit einem Räucherstövchen behelfen, bei dem die Substanzen auf ein feinmaschiges Metallgitter gelegt werden, unter dem sich ein Teelicht befindet. Es ist ratsam, das Räucherwerk zusätzlich auf ein Stück Alufolie zu platzieren, damit die verbrennenden Harze nicht das Gitter verkleben. Mit dem Stövchen verbrennt das Räucherwerk wesentlich langsamer und konstanter, sodass es besonders für eine Hintergrund-Räucherung geeignet ist. Für das Stövchen können Sie das Räucherwerk auch zu Kügelchen verarbeiten, die Sie selbst so herstellen: Vermischen Sie die zermörserten Zutaten mit etwas Kohlenstaub und Honig, bis sich eine formbare Masse ergibt. Daraus formen Sie die Kügelchen, die Sie dann eine Weile trocknen lassen.

Die drei Monate danach: Raum teilen lernen

Nun ist es endlich da. Alle Vorstellungen, alle Phantasien über die Gestalt und die Person des Kindes haben ihre ganz eigene Wirklichkeit gefunden. In den nächsten drei Monaten werden Sie einander kennen lernen: die Individualität Ihres Babys, Ihre Persönlichkeit als Mutter, die Fähigkeiten Ihres Partners als Vater. Es gibt wohl kaum ein anderes Ereignis, bei dem alles perfekt vorbereitet und gleichzeitig alles anders ist. In dem Moment, wo Ihr Baby die Bühne der Welt betritt, gestaltet es das Geschehen mit, und es ist vorher unabsehbar, auf welche Weise es das tut. Ebenso wenig absehbar sind Ihre eigenen Gefühle, die sich dann entwickeln.

Die Geburt eines Kindes dauert nur wenige Stunden, Ihre Geburt als Familie ist ein Prozess, der jetzt in seine neue, entscheidende Phase tritt. Es gilt nun, eine Balance zu finden zwischen Ihren Vorstellungen

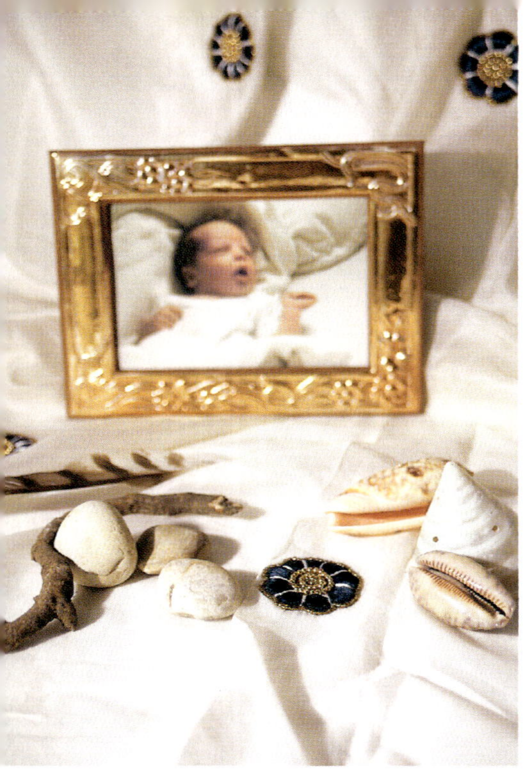

Verbindung zu mir als Baby

und denen Ihres Partners und zwischen der unüberhörbaren und unübersehbaren Realität, die das Baby darstellt. In dem Moment, wo Ihr Baby leibhaftig dazukommt, ist die Balance erst einmal gestört und wird sich nun in den folgenden Monaten aufs Neue einpendeln. Geben Sie diesem Prozess Zeit und Raum, lassen Sie zu – bei sich, Ihrem Kind und Ihrem Partner –, dass Sie noch nicht wissen, wie es richtig geht, dieses Leben zu dritt. Eine neue Balance zu finden ist dann umso leichter, wenn es feste Punkte gibt. Ihre Wohnung, Ihre Höhle, kann so ein fester Punkt sein, und gerade in dieser Zeit, wo Sie vielleicht mehr als sonst zu Hause sind, kann Ihr Wohnraum ein unterstützendes – wenn Sie so wollen: ein mütterliches – Element sein, das Ihnen hilft, eine neue Balance zu finden.

Neu zu entdecken ist auch die Antwort auf die Frage: Wer von den Menschen meiner näheren Umgebung kann mich jetzt unterstützen, die Frage nach den hilfreichen Freunden. Es wäre so schön, wenn junge Eltern in einem Netz aus Unterstützung Geborgenheit fänden. Bedauerliche Tatsache aber ist, dass in der Regel weder die Eltern der Eltern noch die näheren Freunde genug Zeit haben oder oft auch nicht wissen, wie sie sinnvoll helfen können.

Allein gelassen mit den neuen Herausforderungen, geraten Mütter und Väter oft unter Druck und machen sich gegenseitig Vorwürfe. Raum, Zeit, Geld und Lebensenergie haben nicht zugenommen, nun ist aber eine weitere Person damit zu versorgen. So gilt es zu teilen, sich einzuteilen, neu aufzuteilen und gerechte Lösungen zu finden.

Das Baby fordert kompromisslos sein Recht auf Zuwendung, Nahrung, Wärme und Nähe ein. Es ist nun an den Erwachsenen, die vorhandenen Ressourcen so miteinander zu teilen, dass zumindest für eine Weile eine Art Balance hergestellt ist. Dieses Bemühen um Ausgewogenheit könnte auch seinen Ausdruck finden in einer Balancierung der Energien in den zur Verfügung stehenden Räumen. Könnte es möglich sein, dass sich durch Ausgleich der Energie in Ihren Räumen Ihre innere Balance und die Ihrer Beziehung leichter einstellen? Probieren Sie es aus.

Die wichtigsten Feng-Shui-Tipps für die Zeit nach der Geburt finden Sie im folgenden Kapitel «Ein Ort für das neue Leben».

Feng-Shui-Tipp

In China ist es Tradition, anlässlich der Geburt eines Kindes ein Fest für Verwandte, Freunde und Nachbarn auszurichten, und zwar am hundertsten Tag nach der Geburt. Das Kind wird zumeist in Rot, der Farbe des Glücks, gekleidet und erhält von allen Seiten Geschenke, die ihm für seine Zukunft Glück bringen sollen.

Auch wenn es nicht darum geht, fernöstliche Riten aus ihrem Kontext herausgerissen bei uns einzuführen, finden wir es eine schöne Geste, das Neugeborene mit einem Fest in die Gemeinschaft aufzunehmen. Sicherlich wird auch Ihre Umgebung neugierig auf das Baby sein, und so liegt es nahe, ein kleines Fest auszurichten. Dies können Sie durch ein einfaches Ritual begleiten, mit dem Sie die guten Wünsche Ihrer Freunde und Verwandten in eine Art Segen für das Kind verwandeln.

Richten Sie dazu in dem Eck *Himmel* (vgl. dazu S. 79) Ihres Wohnzimmers einen kleinen Tisch her, auf dem Sie eine große runde Schale aufstellen. Bitten Sie jeden Besucher, einen Stein mitzubringen, oder stellen Sie in einem Korb daneben selbst gesammelte Steine zur Verfügung. Jeder, der das Baby besucht, soll nun in dieser Schale einen Stein ablegen und seine guten Wünsche aussprechen. Anstelle von Steinen können Sie auch Murmeln nehmen, die Sie dann anschließend in einem Stoffsäckchen aufbewahren. Denkbar ist auch, dass Sie dieses Ritual mit weißen Kerzen begleiten, die Sie zuvor mit den Namen Ihrer Freunde und Verwandten beschriftet haben. Jeder Anwesende stellt seine Kerze dann in diesem Eck auf und entzündet sie selbst. Sie können auch für nicht anwesende Menschen, die Ihnen am Herzen liegen, eine solche Kerze aufstellen.

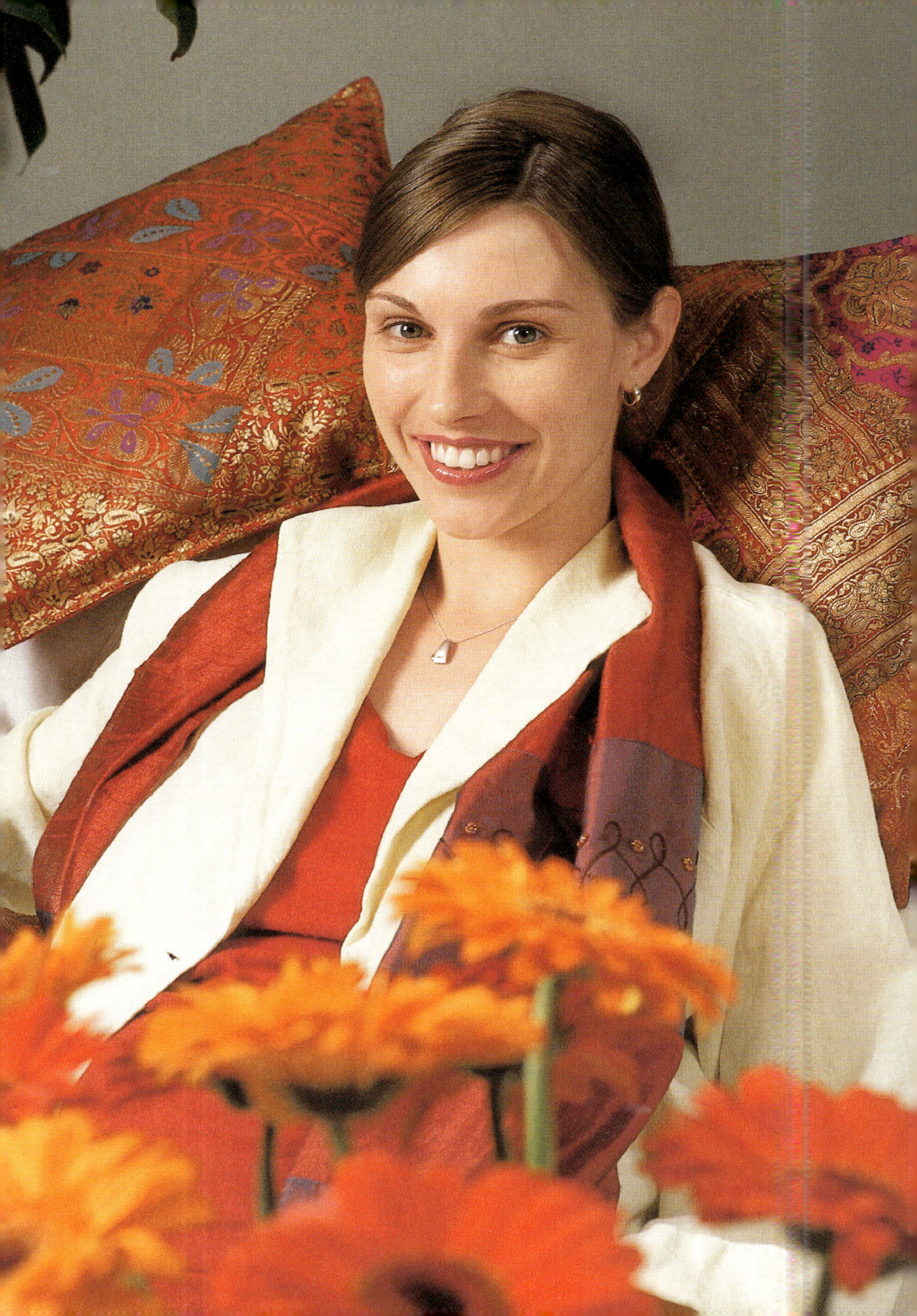

Kapitel 2 | *Ein Ort für das neue Leben*

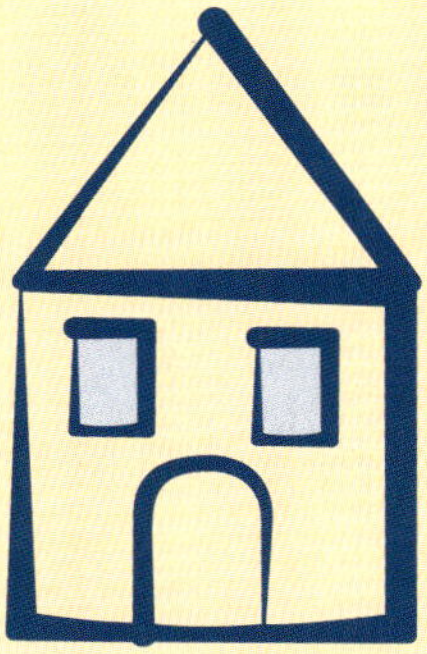

Bei unzähligen Hausbesuchen, die ich (Margarita Klein) als Hebamme gemacht habe, sah ich Kinderzimmer, deren Schicksal es war, für ihren eigentlichen Zweck zunächst nicht gebraucht zu werden, weil sich das Baby in den Zimmern der Eltern aufhielt. So ein Raum hat die Tendenz, sich nach und nach mit Gegenständen zu füllen, die sonst keinen Platz finden: Bügelbretter, Wäschekörbe, Bücherkisten, Getränkekästen, ungenützte PCs ... Ihrem Impuls folgend, hatten die meisten Eltern ihr Kind in den ersten drei Monaten eher in ihrer Nähe. Das noch viel zu große Kinderbett blieb zunächst leer, wurde zum Ablageplatz für Wäsche, während das Baby oft im Bett der Eltern schlief oder in einem Körbchen in Reichweite. Vielleicht können Sie diese Erfahrung von so vielen Eltern gleich in Ihre Überlegungen mit einbeziehen. In den ersten Wochen braucht Ihr Baby vermutlich kein eigenes Zimmer. Lassen Sie uns einmal gemeinsam betrachten, was so ein kleiner Erdenbürger wirklich braucht.

Qi – Atem des Lebens

Aus der Sicht des Feng Shui gibt es einige grundsätzliche Regeln für die Einrichtung eines Raumes, insbesondere wenn es darum geht, Möbelstücke so zu platzieren, dass sie den ungehinderten Fluss der Lebensenergie Qi nicht blockieren können.

In der chinesischen Philosophie nimmt das Konzept von Qi einen zentralen Stellenwert ein. Im Feng Shui ist damit die Energie gemeint, welche das Leben auf der Welt aufrecht erhält und ohne die nichts existieren könnte. Gutes Feng Shui zeichnet sich dadurch aus, dass es die ungehinderte Entfaltung von Qi in den einzelnen Lebensräumen ermöglicht.

Nehmen Sie sich einen Augenblick Zeit, und beobachten Sie den Fluss Ihres Atems. Spüren Sie, wie der Atem seinen Weg nach unten nimmt und die Lungen füllt und von dort wieder aufsteigt, um den Körper wieder zu verlassen. Vergleichbares leistet Qi für unsere Lebensräume: So wie das rhythmische Ein- und Ausatmen dafür sorgt, dass wir frischen Sauerstoff zu uns nehmen und verbrauchte Luft wieder von uns geben, sorgt Qi für einen gesunden

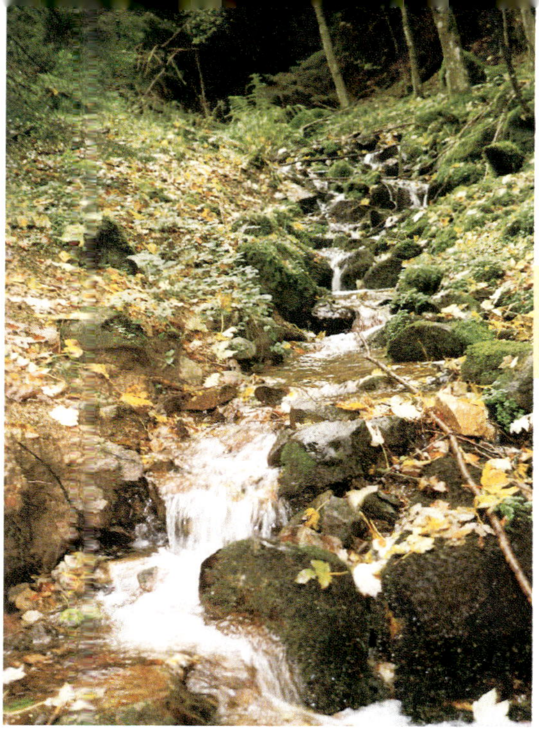

Energie fließt

«Stoffwechsel» in unserem Zuhause. Auch Qi entfaltet sich rhythmisch: Wie unser Atem schwingt es auf und ab, hin und her – wir erkennen es an seiner schlangenförmigen Pendelbewegung.

Stellen Sie sich vor, Ihr Haus oder Ihre Wohnung sei ein lebender Organismus. Beobachten Sie den Atemfluss Ihres Lebensraumes: Wie Qi aus der Umgebung durch die Eingangstüren eingeatmet und durch die Fenster, hinteren Türen und auch durch das Dach ausgeatmet wird. Versuchen Sie, sich diesen Atemfluss bildhaft vorzustellen, vielleicht als einen hellen, leuchtenden Strom, der alle Räumlichkeiten durchfließt, sie reinigt, nährt und kräftigt.

Vorbild Natur

In der Natur findet Qi sein Vorbild im Lauf eines ruhig durch Wiesen und Felder sich dahinschlängelnden Baches: Er fügt sich leicht in die Umgebung ein, passt sich den natürlichen Formen der Landschaft an, zerstört sie nicht, sondern steuert sich an ihnen aus. Sein Wasser fließt beständig und gemächlich, ist rein und frisch. Da er sich in sanft geschwungenen Kurven durch das Land bewegt, kann sich an den Innenseiten der Biegungen fruchtbare Erde ansammeln, die Grundlage für grüne Wiesen und ertragreiche Äcker. Dieses Bild verkörpert Qi in seiner optimalen Gestalt.

Qi ist Bewegung, die sich durch periodische Schwingung kennzeichnet, durch das Hin und Her, das Auf und Ab im Bewegungsfluss – wie eine Schlange, die sich vorwärts bewegt. Der Qi-Fluss wird gestört, wenn er sich nicht rhythmisch entfalten kann und in seiner Bewegung abgeblockt wird. Man spricht dann von Sha:

Stellen Sie sich einen Sturzbach vor, der auf seinem Weg ins Tal Stein und Erde mit sich reißt. Er kann kein Land links und rechts seines Laufes zusammentragen – im Gegenteil: Das, was noch an fruchtbarer Erde vorhanden sein mag, wird mit in die Tiefe gerissen. Damit ist der Sturzbach ein Bild für Sha.

Ein Haus verfügt über Qi, wenn die Wege der Menschen darin nicht fluchtartig und geradlinig verlaufen, sondern die Aufmerksamkeit in sanften Schwingungen durch die Räumlichkeiten geführt wird. Häuser mit Qi scheinen zu atmen und zu pulsieren, laden zum Verweilen ein und machen Lust, sie zu entdecken. Lange Flure und Gänge in einem Haus, die nur eine starre Vorwärtsbewegung erlauben und die Menschen zwingen, mit auf ihr Ziel geheftetem Blick dahinzuhasten, erzeugen in erster Linie Sha.

Bewegen Sie sich durch die Räume Ihrer Wohnung oder Ihres Hauses: Beobachten Sie, wie die Energien fließen, und stellen Sie sich fließendes Wasser vor. Wo finden Sie die sanft dahinplätschernden Bäche, wo Sturzbäche und Kanäle? Wie sind die Möbel platziert? Bilden sich Oasen, die zum Verweilen auffordern?

Grundregel 1

Qi tritt stets durch die Eingangstüre des Raumes ein und sucht sich einen anderen Ausgang, der nach Möglichkeit dem Eingang schräg gegenüberliegt. Qi verlässt niemals den Raum durch den Ort, an dem es den Raum betreten hat – schließlich fließt das Wasser eines Flusses auch nicht zur Quelle zurück.

Grundregel 2

Der Qi-Fluss darf nicht blockiert werden. Daraus folgt, dass keine Möbel im Qi-Fluss platziert sein sollten. Am wichtigsten ist aber, dass keine Möbelstücke, die von Menschen aktiv genutzt werden, im Qi-Fluss stehen, zum Beispiel Tische, Stühle, Sessel, Sofas. Die günstigste Lage zum Qi-Fluss ist an seinen «Ufern» – so wie sich auch in der Natur die fruchtbare Erde rechts und links vom Wasser ablagert.

Beachten Sie diese Grundregeln unbedingt bei der Einrichtung und Gestaltung der Orte, an denen sich Ihr Neugeborenes aufhalten wird!

Deshalb folgende allgemeine Empfehlungen:

- Platzieren Sie weder den Wickeltisch noch Ihren Stillplatz und auch nicht den Schlafplatz unter einem Fenster, da Sie sich so in jedem Fall im Qi-Fluss befinden.

- Diese Plätze sollten von Wänden geschützt werden. Wenn das aufgrund der räumlichen Gegebenheiten nicht möglich ist, stellen Sie Paravents oder Grünpflanzen so auf, dass sie zum offenen Raum hin abschirmen.

- Es ist gut, wenn Sie die Türe immer im Blick haben können. Insbesondere der Stillplatz sollte weit genug entfernt von der Türe sein und einen guten Blick auf den Eingang zum Zimmer gewähren.

- Versuchen Sie, die Möbelstücke so zu platzieren, dass Sie zum Beispiel am Wickeltisch nicht mit dem Rücken zur Türe stehen. Wenn dies nicht möglich ist, stellen Sie einen Spiegel so auf, dass Sie die Eingangstüre darin sehen.

Es ist nicht immer möglich, alle Empfehlungen gleichermaßen umzusetzen. Das liegt daran, dass jedes Zimmer anders ist und es deshalb keine pauschalen Lösungen geben kann. Nutzen Sie unsere Hinweise als Richtlinien, um im Rahmen der Ihnen gegebenen Möglichkeiten den optimalen Platz zu finden. Entscheidend ist, dass Sie eine Lösung finden, mit der Sie sich zufrieden fühlen. Am besten probieren Sie die Plätze aus und lassen sich für einige Minuten auf die dort vorherrschende Energiequalität ein. Schließen Sie die Augen und vertrauen Sie Ihrem Gefühl!

Der Umzug

Doch zunächst noch ein paar Worte zu einem Thema, mit dem sich nicht wenige künftige Elternpaare schon während der Schwangerschaft auseinander setzen müssen: dem Umzug in eine größere, der neuen Lebenssituation angemessenere Wohnung.

Ein Umzug kann zu den mittelschweren Krisen im Leben eines Menschen zählen. In unserer mobilen Gesellschaft wird oft unterschätzt, was es für den Verlust an selbstverständlicher Sicherheit bedeutet, die alte Wohnung aufzugeben und sich neu zu orientieren. So anregend ein Umzug auch sein mag, gleichzeitig ist er auch ein großer Umbruch in den Lebensgewohnheiten. Die Geräusche, die Gerüche, das Raumempfinden, die Lage der Räume zueinander, vielleicht die Anwesenheit einer anderen Person (wenn Sie sich entschieden haben, jetzt mit Ihrem Partner zusammenzuziehen), all das ist neu und bedarf der Gewöhnung. Und auch Ihre Wohnung muss sich an Sie gewöhnen. Freunden Sie sich mit Ihrer Wohnung an!

Gehen Sie in die noch leere Wohnung, und versuchen Sie, Kontakt mit ihr aufzunehmen. Spüren Sie, was noch in den Räumen hängt an Erinnerungen an die vorherigen Bewohner? Sorgen Sie dafür, dass alle «alten Geister» verschwinden. Bringen Sie Ihren eigenen Geist in die Wohnung.

Feng-Shui-Ritual für neue Räume

In aller Regel können wir davon ausgehen, dass noch Reste von Energien Ihrer Vorgänger in der Wohnung vorhanden sind. Es ist sinnvoll, gerade wenn man einen wichtigen neuen Lebensabschnitt in einem neuen Zuhause beginnt, sich eine Umgebung zu schaffen, in der sich nichts ungebetenes Altes einnistet. Das folgende Ritual können Sie für jeden Raum Ihres neuen Zuhauses anwenden. Führen Sie es alleine aus, oder bitten Sie Ihren Partner, einen Freund oder eine Freundin, Sie dabei zu unterstützen.

- Stellen Sie sich ein Gemisch aus einigen Tropfen Zitronenöl, Mandarinenöl und wenig Pfefferminzöl her, und verschütteln Sie es gründlich mit Wasser. Füllen Sie dieses Duftwasser anschließend in einen Handzerstäuber.

- Richten Sie sich eine Schale Meersalz her.

- Wenn Sie möchten, können Sie eine Glocke dabeihaben, die Sie während Ihres Rundganges immer wieder klingen lassen.

- Nun schreiten Sie alle Räumlichkeiten Ihrer neuen Wohnung ab und beginnen dabei im hintersten Winkel des hintersten Zimmers. Wenn Sie mehrere Stockwerke haben, beginnen Sie oben. Konzentrieren Sie sich kurz, und schärfen Sie Ihre Sinne für den Raum. Bewegen Sie sich langsam, und versuchen Sie herauszufinden, wo in dem Raum sich Energien befinden könnten, die Sie als unangenehm empfinden. Dort versprühen Sie etwas vom Duftwasser.

- Wenn Sie einen Raum verlassen, versiegeln Sie ihn, indem Sie auf seine Schwelle etwas Meersalz streuen und die Türe hinter sich schließen.

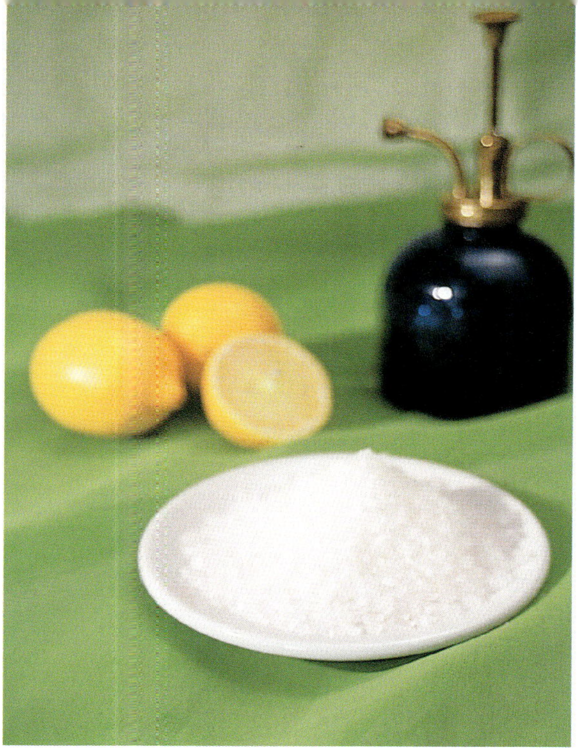

Räume reinigen

- Als Letztes sollten Sie den Haupteingang versiegeln. Sie können jetzt zum Beispiel einen Türkranz anbringen, vorzugsweise aus frischen grünen Zweigen mit roten Blüten und roten Bändern und Schleifen. Auch eine Glocke können Sie hier anbringen.

- Anschließend duschen oder baden Sie sich. Das Salz können Sie einige Tage liegen lassen. Kehren Sie es einfach weg, wenn es Ihrem Gefühl nach ausgedient hat.

Das Haus anwärmen

Wie gefällt Ihnen die Idee einer Housewarming-Party? In die noch uneingerichtete, vielleicht sogar noch unrenovierte Wohnung werden Freunde eingeladen, mit der Bitte, dass sie ihre Vorstellungen über die mögliche Einrichtung mitteilen. Beobachten Sie, wo in den Räumen sich Grüppchen bilden, wo Menschen gerne verweilen, welche Wege sie nehmen. Wenn Sie danach Ihre Wohnung gestalten und die Ideen aus dem Feng Shui berücksichtigen, haben Sie möglicherweise die ureigenen Energieströme der Wohnung erkannt und können sich daran an-passen. Natürlich können Sie auch von einem Geomantiker (Rutengänger) Erdstrahlen und Wasseradern messen lassen.

Wenn Sie dann einziehen, lassen Sie sich Zeit damit, bis alle Dinge ihren Platz finden. Manche Räume richten sich fast wie von selbst ein, andere brauchen ein wenig Zeit und Geduld, bis sich ihr Charakter dem Nutzer offenbart. Aber bald werden Sie Lösungen gefunden haben, die sowohl den Menschen, die darin leben, als auch dem Zweck, dem er dient, und dem Raum selber nützlich sind.

Feng Shui für die ersten Monate

Ein Ort zum Schlafen

Bis zur Geburt hat Ihr Baby den allerengsten Raum mit Ihnen geteilt: Ihren eigenen Körper. Vielleicht ist es verständlich und auch sehr logisch, dass sowohl das Baby als auch die Eltern die Entfernung voneinander langsam vollziehen: zunächst aus dem Bauch auf den Bauch, dann neben den Körper der Erwachsenen, neben das Bett der Erwachsenen in einem eigenen Körbchen, dann vielleicht in einer anderen Ecke des gemeinsamen Schlafzimmers und erst später in einem eigenen Bett in ein getrenntes Zimmer.

Dieses Voneinander-Entfernen vollzieht sich individuell sehr unterschiedlich. Menschen fühlen sich oft sicherer, vor allem des Nachts, in der Gegenwart anderer Menschen. Das gilt natürlich auch für Babys. Und vielleicht schläft Ihr Baby entspannter und ruhiger, wenn es «seine Leute» neben sich spürt und hört. Das könnte dazu anregen, zumindest für die allererste Zeit nach der Geburt das eigene Bett so einzurichten, dass auch das Baby darin Platz findet. Dieser Platz muss und sollte nicht unbedingt in der Mitte zwischen den Eltern sein, denn es tut Ihnen vielleicht sehr gut, sich in einer so aufregenden Zeit aneinander kuscheln zu können und daraus Kraft zu schöpfen. Auch die Eltern schlafen oft beruhigter, wenn sie das Baby in ihrer Nähe wissen. Es ist sozusagen eine Überlebensversicherung, wenn sie auf kleinste Geräusche reagieren können.

Allen Ratgebern zum Trotz, die neuerdings wieder propagieren, dass das Baby vor allem lernen muss, allein zu schlafen, möchten wir dem entgegen halten: Ein neugeborenes und sehr junges Baby ist auf die Nähe seiner Erwachsenen angewiesen. In einigen Monaten sieht das dann schon anders aus.

Vielleicht noch im Nachklang auf die Zeit in der Gebärmutter, als es von allen Seiten fest umschlossen war, neigt das Baby dazu, Begrenzungen zu suchen. Wenn das Bett zu groß ist, fühlt es sich oft wie verloren darin und wird sehr schnell unruhig. Sorgen Sie also dafür, dass Ihr Baby ein gut gepolstertes und nicht zu großes Körbchen für die ersten Wochen nach der Geburt hat, ein kleines Nest. Naturmaterialien wie Baumwolle,

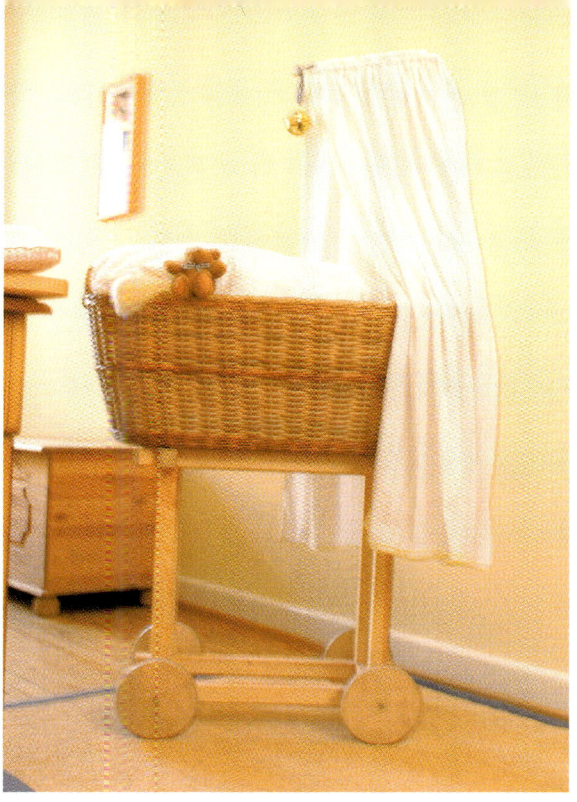

Das Nest ist bereit

Wolle oder Seide verhindern, dass es zu einem Wärmestau kommt. Gerade wenn darüber nachgedacht wird, wie ein Baby schlafen soll, ist das Thema des gefürchteten plötzlichen Kindstodes nicht sehr fern. Alleinsein, Überhitzung und die Belastung durch Tabakrauch scheinen die Faktoren zu sein, die die Eltern beeinflussen können, um ihr Baby zu schützen.

Wenn Sie Entscheidungen für den Schlafplatz Ihres Babys treffen müssen, versuchen Sie es wieder mit Phantasie: Wie mag es sich wohl anfühlen, auf dieser Matratze zu liegen, wie mag diese Bettdecke empfunden werden? Ein Kopfkissen braucht das Baby nicht. Wer über die Matratze hinaus eine Unterlage für sein Kind möchte, greift heute gern zu einem speziellen Lammfell für Babys. Das ist auch eine gute Idee, denn das Lammfell reguliert die Temperatur. Auf gesunde Weise schafft es gleichzeitig Luftdurchlässigkeit und Wärme. Wenn Sie befürchten, dass Ihr Baby allergisch auf die Haare reagiert, können Sie über das Fell ein Bettlaken decken. Das verhindert auch, dass das Baby aus Versehen Haare schluckt.

Wenn das Baby in seinem eigenen Nestchen schläft, können Sie das Licht, das darauf fällt, mit Vorhängen dämpfen. Diese geben auch ein Gefühl der Begrenztheit nach oben und verschaffen den Eindruck von Geborgenheit. Ein Himmel aus rosafarbenen oder lilafarbenen Seidentüchern mag das Baby erinnern an die Farben, die es in der Gebärmutter bei Sonnenlicht sehen konnte.

Feng-Shui-Tipps

Wenn Sie Ihr Baby in der ersten Zeit zu sich ins Bett nehmen, ist es aus Feng-Shui-Sicht natürlich wichtig, wie Ihr Bett im Raum platziert ist. Das Schlafzimmer ist ein zentraler Raum des Hauses, denn hier verbringen wir gut ein Drittel unseres Lebens.

Die wichtigsten Empfehlungen:

- Das Schlafzimmer sollte ein geschützter Raum sein, der möglichst weit von der Eingangstüre entfernt liegt. Wegen der Lichtverhältnisse sollte es am besten nach Norden, Nordosten oder Osten weisen. Die besten Farben für das Schlafzimmer sind warme, helle Erdtöne und Weiß.
- Das Bett sollte möglichst weit von der Türe entfernt platziert werden und einen problemlosen Blick auf die Türe ermöglichen (vgl. Abbildung auf S. 52). Es sollte am besten mit der Kopfseite an eine Wand abschließen und von links und rechts frei zugänglich sein.
- Ungünstig ist es, wenn Sie beim Schlafen mit den Füßen zur Türe hinaus zeigen. Stellen Sie Ihr Bett um, oder stellen Sie eine Blockade zwischen Bett und Tür, zum Beispiel eine schwere Truhe oder einen Sessel.
- Ebenfalls ungünstig ist es, wenn über dem Bett ein schweres Bild oder ein Regal angebracht ist. Sorgen Sie dafür, dass nichts über Ihrem Kopf hängt.
- Verzichten Sie auf Spiegel im Schlafzimmer, insbesondere dann, wenn man sich vom Bett aus darin sehen kann. Wenn Sie keine andere Möglichkeit haben, hängen Sie den Spiegel ab, oder verhängen Sie ihn.
- Das beste Material für Betten ist und bleibt Holz. Nicht empfehlenswert sind Betten mit Metallrahmen und Metallgestellen. Verwenden Sie am besten nur Matratzen aus Naturmaterialien.
- Eine schöne Idee ist die Verwendung eines Betthimmels! Diesen gibt es auch in der Art eines Moskitonetzes: Hier wird der Stoff an einem großen Ring an der Decke befestigt, sodass das Bett wie ein Zelt umhüllt ist. Statten Sie diese «Höhle» mit Kissen und Polstern

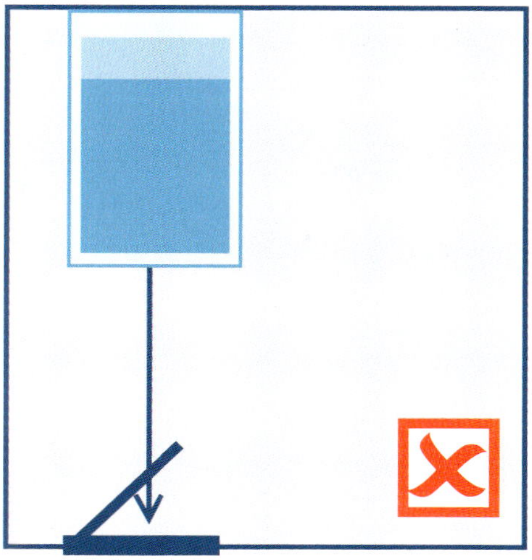

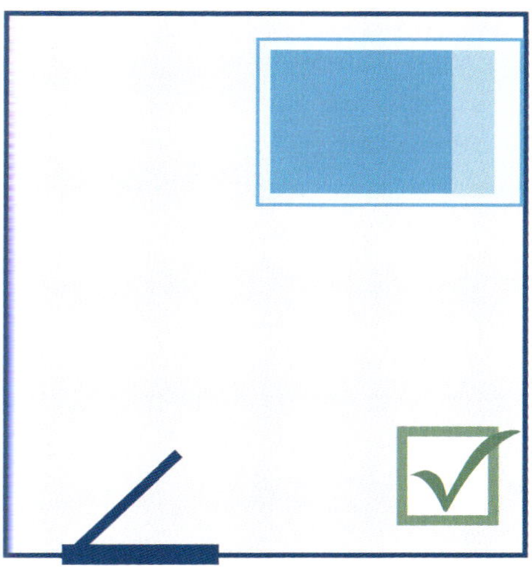

aus. Ein solcher Betthimmel ist im Übrigen ideal für problematische Räume, zum Beispiel solche, die asymmetrisch geschnitten sind oder eine Schräge über dem Bett haben, denn sie schaffen einen geschützten Raum im Raum.

Elektrosmog im Schlafzimmer

Elektrosmog wird von niederfrequenten elektrischen und magnetischen Wechselfeldern sowie hochfrequenten elektromagnetischen Wellen verursacht. Diese entstehen, sobald ein Gerät mit dem Stromnetz verbunden wird. Dabei ist es gleichgültig, ob es eingeschaltet ist oder nicht.

Auch wenn die Wirkung von Elektrosmog auf den menschlichen Organismus noch nicht hundertprozentig geklärt ist, sollten Sie besser Vorsicht walten lassen, insbesondere unter dem Gesichtspunkt, dass Ihr Baby wesentlich empfindlicher auf elektrische Felder reagieren wird als ein Erwachsener.

Darum gilt neben den folgenden Tipps und Empfehlungen allgemein: Wenn es eine sinnvolle und unproblematische Alternative gibt, verzichten Sie auf elektrische Geräte an *allen* Orten Ihres Zuhauses, an denen Sie sich mit Ihrem Baby aufhalten.

Lassen Sie sich aber auch keine Angst machen – im Zweifelsfalle finden Sie kompetenten Rat bei einem Baubiologen.

- Verzichten Sie auf elektrische Geräte in unmittelbarer Bettnähe. Ersetzen Sie beispielsweise den Radiowecker durch einen mechanischen oder batteriebetriebenen, oder stellen Sie ihn mindestens zwei Meter weit weg von Ihrer Schlafstätte.
- Computer, Fernseher und Stereoanlage gehören nicht ins Schlafzimmer!
- Auch zwischen dem Babyphon mit allen seinen Bauteilen, einschließlich Netzstecker und Kabel, und Ihrem Kind sollten Sie mindestens einen Meter Abstand einhalten. Ab dieser Entfernung ist der Elektrosmog eines Babyphons kaum noch messbar.
- Verwenden Sie keine Halogenlampen und auch keine Energiesparlampen, zum Beispiel als Nachttischlampe.
- Handys und Schnurlostele-fone nie in der Nähe des Bettes ablegen. Noch wichtiger: Die Basisstation für Schnurlostelefone möglichst weit weg vom Schlafzimmer platzieren – sie strahlt stärker als ein Handy!
- Heizdecken können starke elektrische und magnetische Felder aufbauen und sollten deshalb nicht verwendet werden.
- Kabel sollten niemals unterm Bett verlaufen oder an der Kopfseite des Bettes entlang.
- Schalten Sie überflüssige Geräte nachts aus. Besser noch: Nehmen Sie sie vom Netz.
- Ein Netzfreischalter kostet 50 bis 200 Euro und ist eine sinnvolle Investition. Er wird an die Sicherung gekoppelt und blockiert die Netzspannung, sobald kein Strom verbraucht wird.

Ein Ort zum Spielen, Pflegen und Schmusen

Auch wenn Sie sich zunächst gegen ein eigenes Kinderzimmer entscheiden, Sie brauchen einen Platz, an dem Sie die Siebensachen Ihres Babys aufbewahren und wo Sie es wickeln. Achten Sie auf Bequemlichkeit in der Höhe (denken Sie an Ihren Rücken!), darauf, dass Wäsche und Pflegeartikel leicht zugänglich sind und dass möglichst über dem Baby eine Wärmequelle angebracht wird.

Das Baby wird gern dem Klang der Qi-Gong-Kugeln lauschen

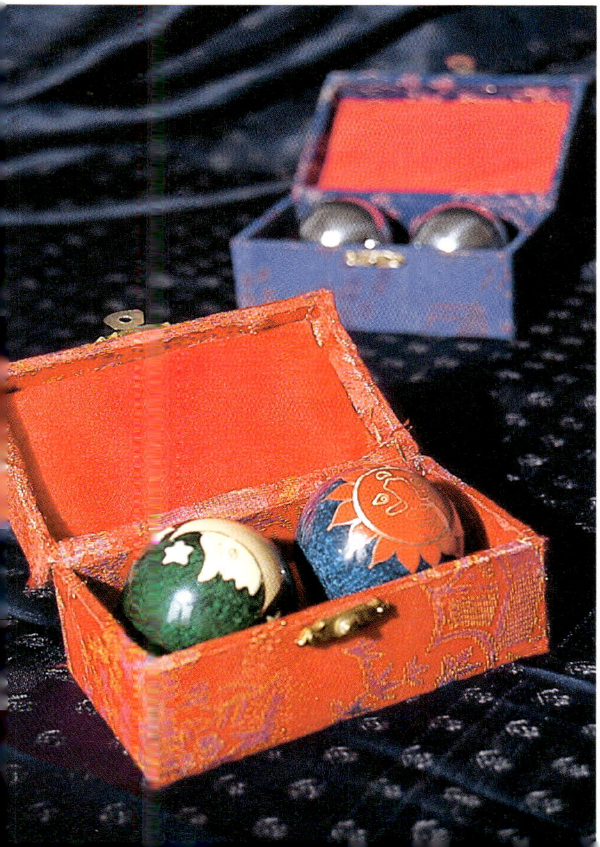

Ein Infrarotstrahler über dem Wickelplatz ist eine praktische, Energie sparende Anschaffung.

Gewickelt zu werden, gepflegt zu werden macht für das Baby einen großen Teil seines wachen Lebens aus. Versuchen Sie, sich so viel Zeit dafür zu nehmen, dass Sie mit Ihrem Baby schmusen und sprechen können, denn Wickeln ist Kommunikationszeit zwischen Eltern und Baby.

Überlegen Sie sich gut, ob Sie wirklich eine klassische Wickelkommode brauchen. Ein großer Tisch mit einem leicht zugänglichen Regal daneben ist praktisch, dazu viel flexibler und preiswerter.

Die Babykleidung ist ebenso gut in hübschen Körbchen oder Pappkästen untergebracht wie in Schubladen.

Sorgen Sie dafür, dass alles, was Sie brauchen, in Reichweite steht, damit Sie das Baby *nie* allein auf dem Wickeltisch liegen lassen müssen.

Feng-Shui-Tipps

Prinzipiell sollten Sie beim Wickeltisch auf die allgemeinen Grundregeln zur Platzierung eines Möbelstückes achten. Daneben ist dies ein Ort, an dem Sie interessante Impulse für die Sinneswahrnehmung Ihres Babys setzen können.

- Nutzen Sie bei der Wahl der Farben, zum Beispiel für die Wickeltischauflage, die Entsprechungen zum fehlenden Element Ihres Kindes. Fehlt Ihrem Kind beispielsweise das Holz-Element (s. Kapitel 5), wählen Sie also Grün- und Blautöne usw.
- Hängen Sie ein Mobile über dem Wickelplatz auf. Wählen Sie Fische, Vögel u. Ä. oder auch einfache geometrische Formen. Wichtig ist, dass die Farbe Rot dabei vorkommt. Das Mobile wird beim leisesten Lufthauch zu tanzen beginnen.
- Ein Klangspiel mit seinen sanften Glockentönen, das Sie beim Spielen mit Ihrem Baby berühren, ist ebenfalls eine sinnliche Bereicherung des Wickelplatzes. Eine ähnliche Funktion übernimmt eine Spieluhr, doch ist das Klangspiel facettenreicher, denn es bewegt sich, wenn Sie sich bewegen.
- Mit Düften sollten Sie vorsichtig sein. Dieser Rat bezieht sich neben den handelsüblichen Baby-Pflegeprodukten auch auf die Verwendung von Duftölen. Babys haben einen sehr ausgeprägten Geruchssinn und orientieren sich auch am Geruch der Mutter. Insbesondere in der ersten Zeit können überflüssige Düfte diese wichtige Wahrnehmung nur stören. Vermeiden Sie deshalb im Umgang mit Ihrem Baby Deos, Rasierwasser, Parfüm, Räucherstäbchen, Haarspray usw.
- Tipp: Wenn Sie später gerne Duftöle verwenden wollen, dann benutzen Sie keine Duftöllampe, sondern einen Duftstein, auf den Sie wenige Tropfen Öl geben und den Sie irgendwo in der Nähe aufstellen können. Für Babys und stillende Mütter haben sich folgende Düfte bewährt, da sie das kindliche Bedürfnis nach mütterlichem Schutz und Geborgenheit spiegeln: Fenchelöl, Mandarinenöl, Honigöl, Melisseöl, Vanilleöl. Verwenden Sie nur 100 % naturreine ätherische Öle!

Stillen – ganz entspannt

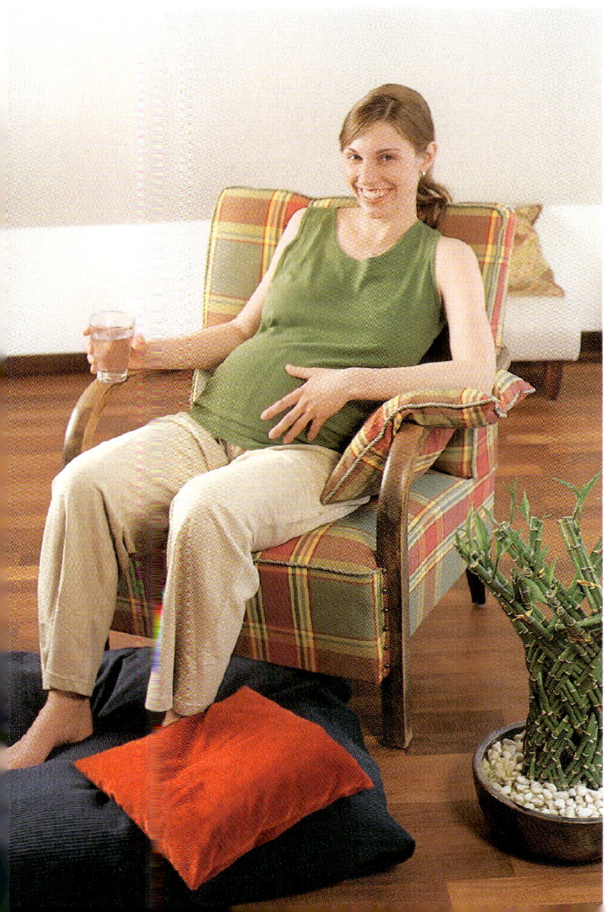

Ein Ort zum Stillen

Wo wird Ihr Baby speisen? Da ist zunächst Ihr Bett, in dem in den ersten Tagen nach der Geburt ein Teil der Mahlzeiten stattfindet. Es ist einfach gemütlich, beim Stillen sich selbst ausstrecken zu können, gut abgestützt auf der Seite zu liegen, mit einem Kissen unter dem oberen Knie. Das Baby liegt auf der Matratze (und nicht etwa auf Ihrem Arm). Sein Bauch ist Ihrem zugewandt: So kommt es leicht an die Brust.

Nach den ersten Tagen werden Sie sich zum Stillen immer häufiger einen gemütlichen Ort außerhalb des Bettes suchen. Sie werden in den nächsten Monaten viel Zeit dort verbringen, also lohnt es sich, diesen Platz sorgfältig zu gestalten.

Ist er für Sie und das Baby bequem?

Fühlen Sie sich sicher und geborgen? Fällt Ihr Blick auf etwas Schönes?

Sind Sie vor Zugluft geschützt?

Finden Sie Platz für ein Glas Wasser oder einen Becher Tee und einige Naschereien in Reichweite (Stillen macht durstig und hungrig)?

Sind Ihre Füße gut abgestützt und Ihre Arme auch?

Nutzen Sie die Zeit der Schwangerschaft, um schon einmal «Probe zu sitzen».

Feng-Shui-Tipps

- Reservieren Sie sich einen ruhigen und geschützten Winkel in Ihrem Zuhause für das Stillen. Achten Sie ganz besonders darauf, dass Sie in Ihrem Rücken geschützt sind und sich dort kein Fenster und auch keine Türe befinden. Nach Möglichkeit sollten Sie die Eingangstüre zu dem Zimmer problemlos im Auge behalten können, um sich vor Überraschungen sicher zu fühlen.
- Das beste Eck nach der Lehre des Feng Shui wäre der Bereich «Erde» für das Stillen (vgl. S. 74). Wichtiger aber als die genaue Position ist die Gestaltung des Stillbereiches. Nutzen Sie auch die Entsprechungen des fehlenden Elementes Ihres Kindes bei der Gestaltung dieses Bereiches und nicht zuletzt auch die Entsprechungen Ihres eigenen Elementes, zum Beispiel bei der Wahl von Symbolen oder bei der Wahl eines Stillkissens.
- Wenn Sie kein solches Eck in Ihrer Wohnung finden, können Sie sich eines schaffen, indem Sie Paravents aufstellen oder es sich in einem schönen, großen Kuschelsessel gemütlich machen. Hängen Sie sich Tücher auf, wenn Sie das möchten.
- Umgeben Sie sich mit schönen Dingen: Suchen Sie sich Symbole aller Art, die eine positive Ausstrahlung für Sie besitzen. Vielleicht finden Sie auf Ihren Spaziergängen schöne Steine, Zweige oder Federn, die Sie auf einem Tablett zusammen mit anderen Gegenständen anrichten. Vor allem runde und weiße Symbole wirken besonders stärkend.
- Der besondere Tipp: ein indianisches Mandela, ein rundes Symbol, das aus Leder, Wolle, Perlen und Federn gefertigt wird und den Kreislauf des Lebens symbolisiert. Zugleich gilt es als starker Schutz und Heilbringer.
- Sie können dort auch Heilsteine platzieren. Besonders gut geeignet sind Milchquarz, Mondsteine, Jade, Türkise, Amazonit und Bernstein.
- Entzünden Sie gelbe oder weiße Kerzen, vielleicht für sich und das Kind eine große und eine kleine oder gleich für jedes Familienmitglied eine. Sie können auch die Farben des fehlenden Elementes

Ihres Kindes wählen und Ihre eigene Elemente-Farbe. Nutzen Sie überhaupt auch die Entsprechungen aus diesem Bereich, um das Still-Eck ansprechend zu gestalten.

Feng-Shui-Geschenk-ideen

Viele Dinge, die hier aufgeführt wurden, eignen sich hervorragend als Tipp für alle, die Ihnen gern etwas Schönes zur Geburt Ihres Kindes schenken möchten. Dadurch bekommen diese Gegenstände eine zusätzliche positive Aufladung, denn sie sind beredtes Zeugnis für die Freude der Umwelt über die Ankunft des neuen Erdenbürgers.

Hier ein Vorschlag für eine Wunschliste:

- Klangspiele
- Mobile
- Spieluhr
- Indianischer Traumfänger
- Schöne Kerzen
- Kristallfacettenkugeln für die Fenster
- Fensterbilder
- Feng-Shui-Symbole zur Dekoration wie Fische, eine Sonne etc.
- Zimmerbrunnen
- __________
- __________
- __________

(Tragen Sie Ihre eigenen Wünsche ein, zum Beispiel Symbole aus Ihrem eigenen oder dem Element des Kindes ...)

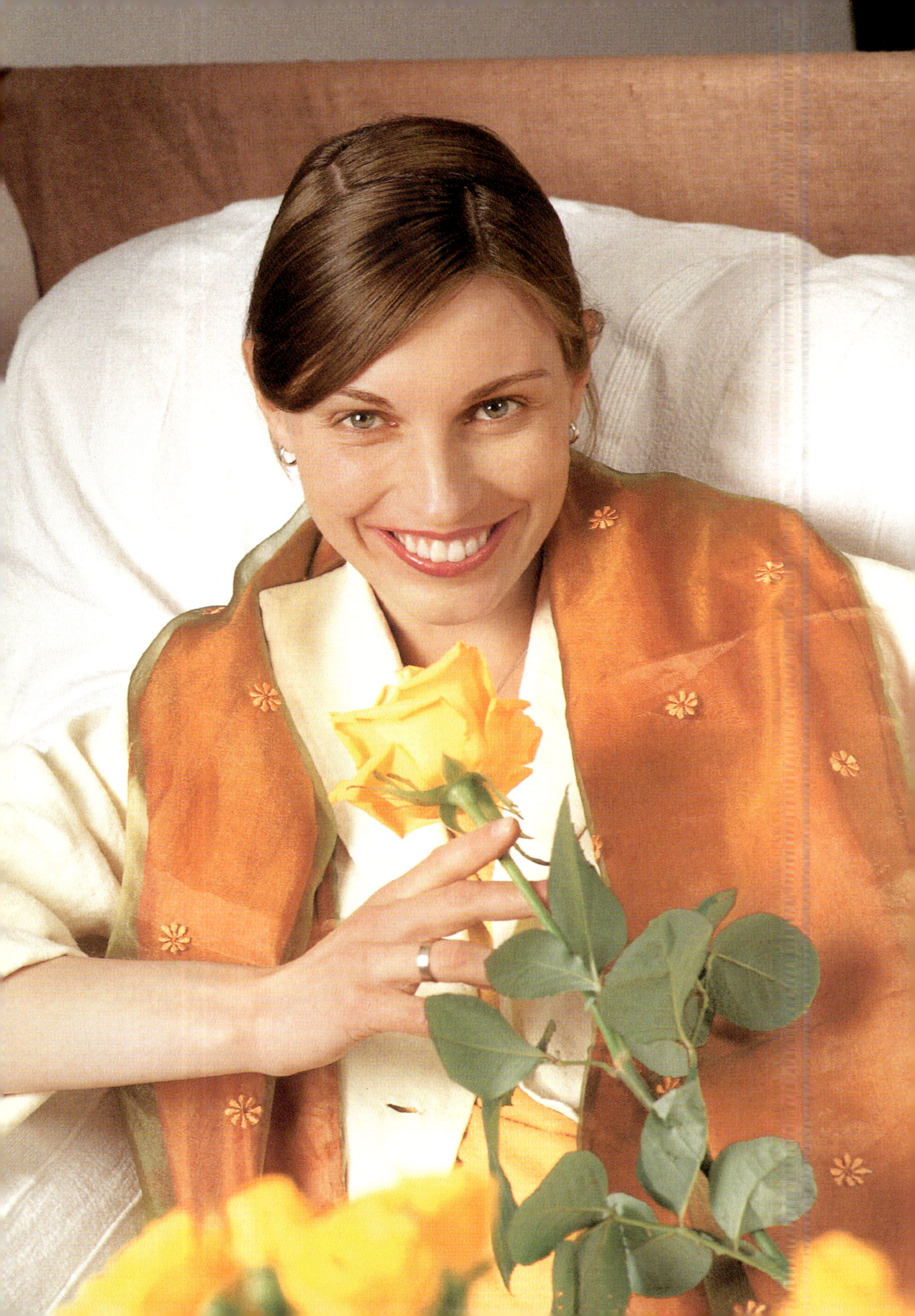

Kapitel 3 | *Die acht Lebenswünsche*

Die alten Chinesen wussten, dass sich Qi in einem Raum nach einem ganz bestimmten Muster verteilt. Deshalb besitzt jeder Winkel eines Raumes eine andere Qualität: mal dynamisch und anregend, mal kontemplativ und besänftigend. So entstand das Muster der *Acht Lebenswünsche*, auch *Ba Gua*, «acht Zeichen», genannt. Durch gezielte Gestaltung der entsprechenden Bereiche eines Raumes können Sie Ihr Wohlbefinden während und nach der Schwangerschaft stärken. Später kann Ihnen das Muster der Acht Lebenswünsche auch helfen, den ersten Lebensraum Ihres Kindes außerhalb des Mutterleibes ansprechend und harmonisch zu gestalten. Um die positiven Kräfte in Ihren vier Wänden zu mehren, werden *Heilmittel* in den entsprechenden Bereichen eingesetzt: Das sind bestimmte Gegenstände und Symbole zur Stärkung des Qi.

Jeder abgrenzbare Raum kann nach dem Muster der *Ba Gua* gestaltet werden. Ein Zimmer, der Garten oder Balkon, ja sogar der Schreibtisch. Die Anwendung ist dabei denkbar einfach: Der Raum wird mit Hilfe eines Rasters in neun gleich große Felder unterteilt. Die *Acht Lebenswünsche* gruppieren sich dabei rund um das leere Mittelfeld.

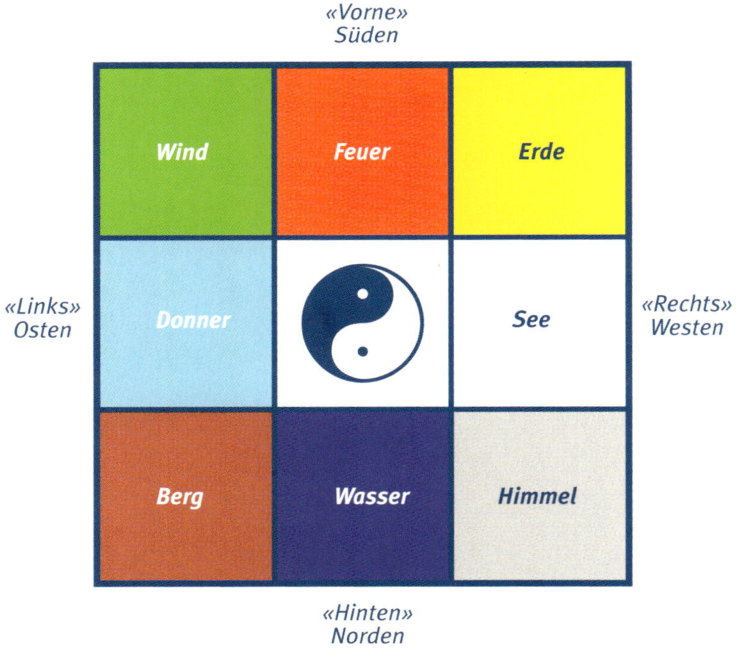

Die Ausrichtung der Ba Gua

Das Muster der Ba Gua kann auf zwei verschiedene Weisen auf einen Raum übertragen werden. Da jedem Lebenswunsch auch eine *Himmelsrichtung* zugeordnet ist, können Sie es nach dem Kompass ausrichten. Diese Methode ist besonders zu empfehlen für Häuser auf freien Grundstücken und für Gärten. Für kleinere Wohnungen, einzelne Räume und kleinere Bereiche hat sich die Methode der Ausrichtung nach der *Blickrichtung* des Eintretenden bewährt.

So finden Sie nach dieser Methode die Acht Wünsche in einem Raum:

- Stellen Sie sich in die Türe des Raumes, den Sie untersuchen möchten.
  Blicken Sie dabei auf die gegenüberliegende Wand. Wichtig: Wenn ein Raum mehrere Türen hat, dann verwenden Sie stets diejenige Türe, die architektonisch als Haupteingang für den Raum vorgesehen ist!

- Schlagen Sie die Abbildung der Ba Gua auf und orientieren die Graphik so, dass das Feld Feuer in Ihre Blickrichtung zeigt. Dies ergibt folgende Anordnung:
  – *Feuer* entspricht stets der Mitte der Ihnen gegenüberliegenden Wand. Die Raumecke links davon entspricht *Wind*, die Ecke rechts davon *Erde*.
  – *Donner* liegt in der Mitte der Wand links von Ihnen und *See* in der Mitte der Wand rechts von Ihnen.
  – Die Wand, in der sich auch die Türe befindet, in der Sie gerade stehen, teilt sich ebenfalls in drei Bereiche auf: die linke Ecke neben Ihnen belegt *Berg*, die Mitte der Wand *Wasser* und rechts daneben *Himmel*.

- Für die Türe ergeben sich drei mögliche Positionen: entweder im Bereich *Berg*, im Bereich *Wasser* oder im Bereich *Himmel*. Aus diesem Grund heißt diese Methode der Ausrichtung auch «Drei-Türen-Ba-Gua».

Die Anwendung der Ba Gua

Bei der Bedeutung der Ba Gua sollte zwischen dem Zeitraum vor der Geburt und nach der Geburt unterschieden werden. Während der Schwangerschaft richten sich die Entsprechungen auf die Bedürfnisse der werdenden Eltern, insbesondere der werdenden Mutter. Nach der Geburt verlagert sich der Schwerpunkt deutlich auf die Bedürfnisse des Neugeborenen und der ganzen Familie.

Ob vor oder nach der Geburt: Sie können mit Hilfe der Acht Lebenswünsche ganz einfach sowohl die aktuelle Situation in den verschiedenen Lebensbereichen analysieren als auch für eine künftige Verbesserung der Lebensqualität sorgen.

- So analysieren Sie Ihre aktuelle Lebenssituation
  Übertragen Sie das Muster der Ba Gua auf den Raum, den Sie unter-

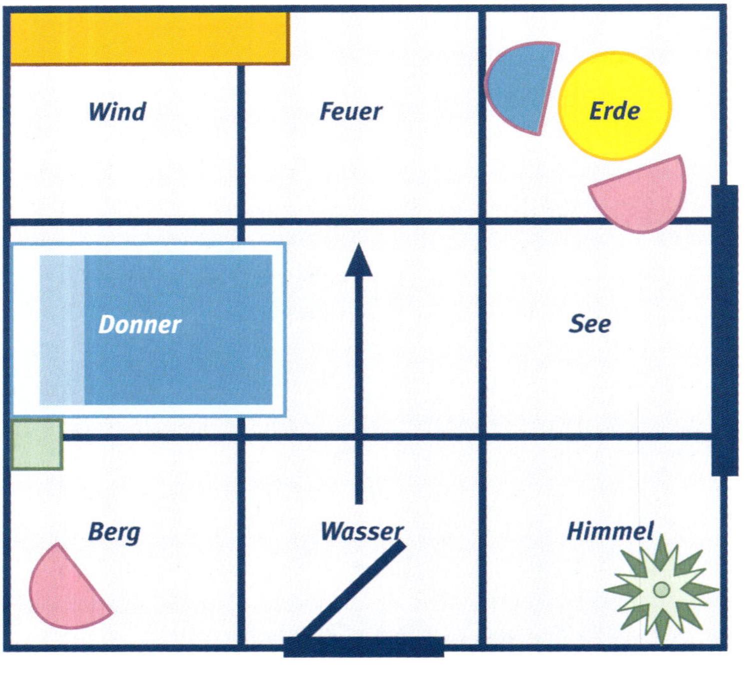

suchen möchten. Sehen Sie sich um: Gibt es Stellen, an denen sich Unordnung befindet? In welchen Bereich fallen diese?

- Beobachten Sie: Wie sieht es in den einzelnen Bereichen aus? Welche Gegenstände befinden sich in ihnen, und was könnten sie bedeuten? Inwiefern spiegelt das, was Sie dort sehen, Ihre tatsächliche Situation in Ihrem Leben wieder?

So verbessern Sie Ihre Lebensqualität

- Bestimmen Sie einen Lebensbereich, der Ihnen besonders am Herzen liegt. Finden Sie dann den richtigen Bereich im Raum, und ermitteln Sie anhand der Beschreibungen der einzelnen Gua das richtige Heilmittel für sich.

Der Einsatz von Heilmitteln

Wenn wir feststellen, dass in einem der Bereiche der Acht Lebenswünsche etwas nicht in Ordnung ist (manchmal im wahrsten Sinne des Wortes!), dann kommen so genannte Heilmittel im Feng Shui zum Einsatz. Sie stärken aufgrund ihrer Form, Farbe oder Symbolkraft die Energien dieses Bereiches. Dadurch wird nicht nur der Bereich selbst aufgewertet, sondern auch das entsprechende Lebensthema ins Lot gebracht.

Hintergrund für die Auswahl der Heilmittel ist dabei die Zuordnung der Ba Gua zum Zyklus der fünf Elemente (siehe Kapitel 5): Dem Bereich *Donner* entspricht das Element *Holz* ebenso wie dem Bereich *Wind*. Dem Bereich *Feuer* entspricht auch die Wandlungsphase *Feuer*. *Erde* wird dem Bereich *Erde* und *Berg* zugeordnet. *Metall* finden wir in den Bereichen *See* und *Himmel*. *Wasser* entspricht dem Bereich *Wasser*. Aus diesem Grunde werden Sie für verschiedene Lebenswünsche manchmal gleiche Heilmittel vorfinden, weil Sie vom gleichen Element geheilt werden.

Neben gezielten Vorschlägen finden Sie für jeden der Acht Lebenswünsche Farben, Formen, Düfte, Pflanzen und Symbole zusammengestellt. Hier können Sie ganz nach

Ihrem persönlichen Geschmack kombinieren. Erfahrungsgemäß haben diejenigen Heilmittel, die der eigenen Kreativität entsprungen sind, sogar den größten Effekt. Wer sich also inspiriert fühlt, sollte durchaus auch eigene Symbole kreieren.

Kräfte kommen ins Gleichgewicht

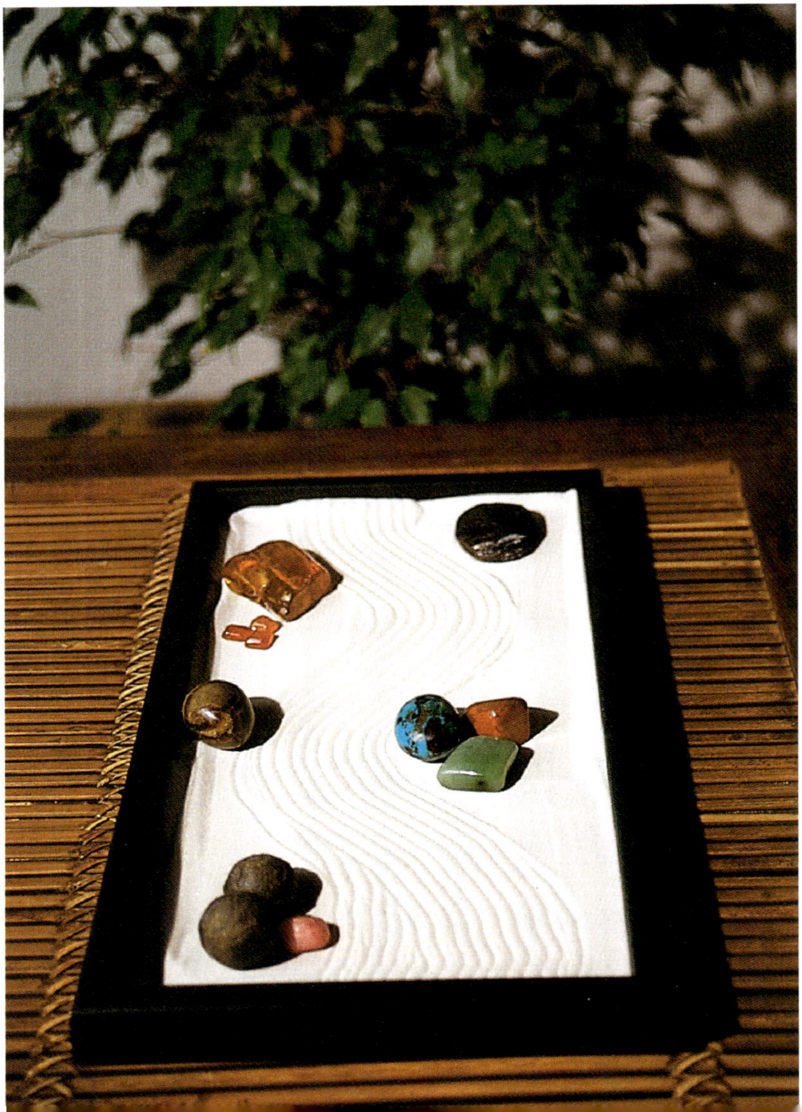

Heilmittel

- Die *Farben* lassen sich vielfältig einsetzen, zum Beispiel in Bildern und in Blumen. Manchmal genügt schon ein kräftiger Farbtupfer, um die nötige Stimmung zu erzeugen.
- Mit den Entsprechungen der *Formen* können Sie gut experimentieren, angefangen von Kissen über der Stuhlrückenlehne bis hin zu den Ornamenten auf der Lampe oder der Vase.
- Der Einsatz von *Düften* ist natürlich Geschmacksache. Deshalb finden Sie hier nur Beschreibungen, wie ein Duft auf Sie wirken soll, nicht welcher Duft es sein muss. Folgen Sie also Ihrer Nase! Wenn Sie mit Düften arbeiten, ist die Verwendung von Duftölen und handelsüblichen Aromalampen oder Duftpotpourris ideal. Wenn Sie Duftsteine verwenden, können Sie diese auch mit den Entsprechungen für Farben, Formen und Symbolen kombinieren.
- Die Welt der *Pflanzen* bietet eine fast unüberschaubare Vielfalt an Feng-Shui-Heilmitteln. Hier stehen die Form und die Farbe der Pflanze im Vordergrund, aber auch ihr symbolischer Charakter spielt eine Rolle. Ob Sie sich nun Blumensträuße zusammenstellen oder Topfpflanzen bevorzugen, spielt keine Rolle. Sie können letztlich auch Bilder der angeführten Pflanzen einsetzen.
- Jeder der vorgeschlagenen *Heilsteine* steht in besonderer Resonanz mit den Themen seines Bereiches und bringt die dort vorhandenen Kräfte ins Gleichgewicht. Wenn Sie Heilsteine als Dekoration einsetzen, können Sie auch zusätzlich die passenden Formen wählen, zum Beispiel im Bereich *Feuer* eine Pyramide, im Bereich *See* eine Kugel usw.
- Die Palette an *Symbolen* soll Sie anregen, sich auf bildhafte Art und Weise mit den Qualitäten des entsprechenden Gua zu beschäftigen. Es sind viele Anwendungsmöglichkeiten denkbar, vor allen Dingen natürlich in Form von kleinen Figuren, Mobiles oder in Bildern. Wenn Sie selbst kreativ werden wollen, zeichnen und malen Sie oder basteln Sie sich Fensterbilder mit den Symbolen Ihrer Wahl.

Erfahrungsgemäß eignen sich Zimmer, die Sie häufig benutzen, am besten für die Anwendung von Heilmitteln. Es ist dabei egal, ob Sie mehrere Zimmer mit demselben Thema bearbeiten oder in jedem Zimmer ein anderes Thema zur Geltung bringen. Sie können selbstverständlich auch Ihren Arbeitsplatz danach gestalten. Achten Sie jedoch darauf, nicht zu übertreiben: Die Heilmittel sollen die Energien eines Bereiches stimulieren und fördern, nicht aber übertönen.

Es macht auch wenig Sinn, *alle* Lebenswünsche gleichzeitig zu behandeln. Setzen Sie hier Prioritäten, und konzentrieren Sie sich zunächst auf die Themen, die Ihnen im Augenblick wirklich am Herzen liegen. Dazu empfiehlt es sich, mit Hilfe der Beschreibungen zu den Acht Lebenswünschen ein Gefühl für den entsprechenden Bereich zu entwickeln, bevor Sie sich daranmachen, die Heilmittel aufzubauen.

«Donner» – die Kraft aus der Herkunft

Zhen – das Erbeben, das Erregende – Donner – Osten

Der Drachen erwacht aus seinem Schlaf und erhebt sich im Frühling mit lautem Getöse zum Himmel hinauf – der erste *Donner* und der erste Regen. Es heißt: «Alle Wesen treten hervor im Zeichen des Erregenden», werden sichtbar und zeigen sich, so wie das erste Licht der Sonne die Nacht vertreibt. Das Zeichen des *Donners* steht für den Frühling, wenn die Vegetation wieder zu sprießen beginnt und sich die Keimlinge ihren Weg aus dem Dunkeln der Erde ans Licht bahnen. Als Tageszeit entspricht es dem Morgen, wenn sich im Osten die Sonne erhebt und der Tag anbricht. In diesem Bereich spüren Sie die Energien des Frühlings.

In der Schwangerschaft

Der Tradition nach wird diesem Bereich auch die Herkunftsfamilie zugeordnet, also Ihre eigenen Eltern. Versuchen Sie, während der Schwan-

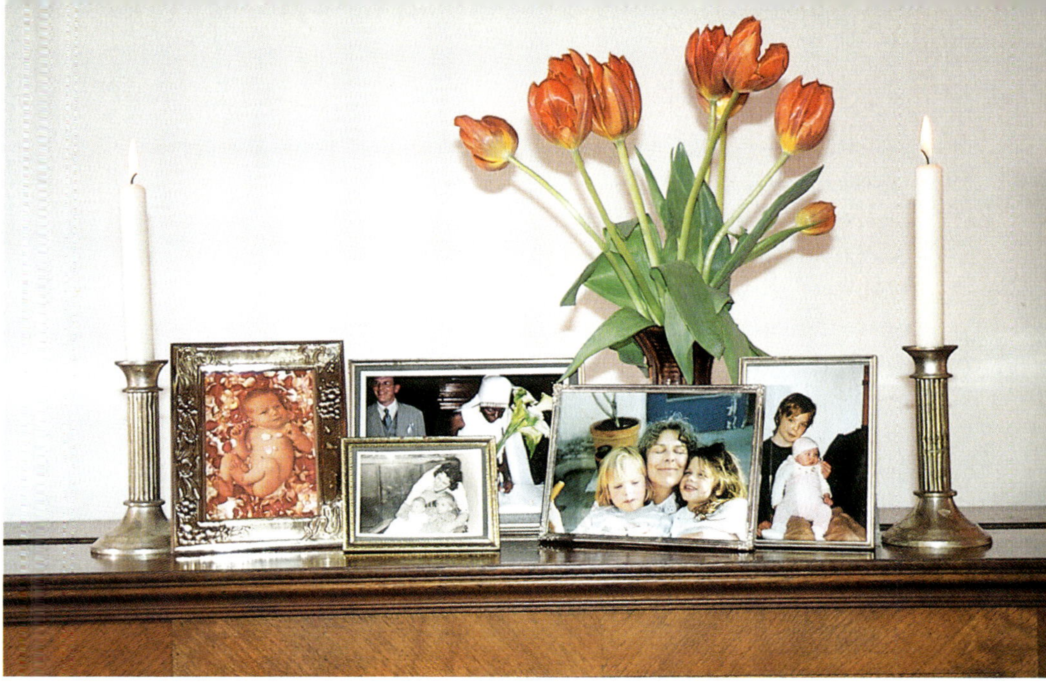

gerschaft sich die Rolle Ihrer Eltern in Ihrem Leben zu vergegenwärtigen: Was haben Sie von ihnen gelernt? Was haben Sie von ihnen Positives bekommen? Was würden Sie genauso machen wie sie? Was völlig anders? Wie war Ihr Verhältnis? Welche Gefühle prägen die Beziehung? Versuchen Sie die Fähigkeiten und Stärken Ihrer Eltern zu entdecken – auch wenn es Ihnen vielleicht leichter fallen würde, ihre Fehler zu beschreiben. Wenn Ihnen das nicht gelingen will, erinnern Sie sich an Ereignisse in Ihrem Leben, in denen sich Ihnen gegenüber ein Mensch mütterlich oder väterlich verhalten hat.

Stellen Sie hier Erinnerungen an diese Menschen auf. Das können zum Beispiel Fotos Ihrer Eltern, Großeltern, Tanten und Onkel sein. Versuchen Sie, diesen Bereich als einen Raum zu gestalten, von dem viel Liebe und Geborgenheit ausgehen – als Kraft aus der Vergangenheit für die Zukunft Ihrer eigenen Familie.

Nach der Geburt

Sobald Ihr Kind zur Welt gekommen ist, sollten Sie Ihrem Kind auch etwas über *seine* Herkunftsfamilie mit auf den Weg geben. Bringen Sie jetzt Fotos von sich selbst und Ihrem Partner an, die Sie in glücklichen Momenten Ihres Lebens zeigen. Überlegen Sie: Welche Symbole / Gegenstände / Zeichen versinnbildlichen für Sie das familiäre Glück, das Sie Ihrem Kind wünschen? Vielleicht handelt es sich um ein schönes rundes, bauchiges Gefäß, das durch seine Form das Gefühl ausdrückt, auch außerhalb des Mutterleibs geborgen und beschützt zu sein? Oder Sie stellen dort ein Familienerbstück auf, das die Kontinuität und die Kraft der familiären Linie zum Ausdruck bringt. Hier sollten Sie auch die Geschenke aufstellen, die Freunde, Bekannte, Verwandte dem neuen Erdenbürger mitbringen. Betrachten Sie diesen Bereich als Morgengabe des Lebens an Ihr Kind – alles, was sich hier befindet, wird seinen Start in sein Leben stärken und fördern.

Heilmittel, die diesen Bereich stärken

Sie könnten dort zum Beispiel Wasserpflanzen wie Zyperngras, Papyrus, Schilf aufstellen oder ein blaues Duftpotpourri, ein Modellsegelschiff, grüne und / oder blaue Gläser, Weidenzweige (besonders: Kräuselweide, aber auch Korkenzieherhasel) in einer dunkelblauen Vase.

Kombinieren Sie auch aus folgenden Elementen:

Farbe: Helle, kräftige Blautöne. Alle Grüntöne, helles Gelb.

Formen: schlank, hoch, aufrecht.

Düfte: frisch, holzig.

Pflanze: Birke, Ginster, Maiglöckchen, Primel, Weide, Bambus. Eberesche, Erdbeere, Kirsche, Orchidee, Pfingstrose.

Heilsteine: Alexandrit, Aventurin, Heliotrop, Saphir, Tigerauge, Turmalin. Bernstein, Chrysopras, Epidot, Jade, Porphyrit, Zirkon.

Symbole: Ei, Hahn, Schiff, Schwalbe, Trommel, Wagen, Weg. Feder, Fisch, Kessel, Füllhorn, Münzen, Stier, Schwein.

«Wind» – Wurzeln finden

Xun – die Wurzel, das Sanfte – Wind, Holz / Baum – Südosten.

Nach dem Aufbruch der Natur folgt eine stillere Phase der Festigung in der Natur: Aus den Keimen entwickeln sich Pflanzen, die an Stärke zunehmen – «sie werden völlig im Zeichen des Sanften», heißt es. Die lauen Lüfte des *Windes*, unsichtbar und doch spürbar, fangen sich im immer dichter werdenden Blätterwerk der Bäume und Büsche und tragen den Blütenstaub von einer Pflanze zur anderen: der fruchtbarkeitsspendende himmlische Segen, der «Atem der Erde». Zugleich dringen die Wurzeln immer tiefer in das Erdreich ein und sorgen für Halt und Stabilität.

In der Schwangerschaft

Dieser Bereich ist vor allen Dingen dann wichtig, wenn Sie gerade umgezogen sind, denn er hilft Ihnen, wieder ein Gefühl von Zuhause zu vermitteln. Umzüge konfrontieren uns mit einer neuen Situation, und wir müssen viele lieb gewordenen Gewohnheiten zurücklassen, die mit dem alten Zuhause verbunden waren – und sei es nur, dass die Küche jetzt ganz anders aufgebaut ist und die gewohnten Handgriffe ins Leere gehen. Umzug ist auch die Gelegenheit, sich neu zu sortieren und sich zu überlegen, wie das, was man bereits angesammelt hat, nun in neuen Räumlichkeiten auch eine neue Bedeutung bekommen kann.

Dieser Bereich hilft Ihnen, das Alte in etwas Neues zu verwandeln. Stellen Sie hier nach einem Umzug unbedingt etwas hin, was Sie aus Ihrem alten Zuhause mitgebracht haben und Sie daran erinnert. Vielleicht ist es eine Pflanze oder ein bestimmtes Möbelstück. Versuchen Sie nach und nach dem Gegenstand eine neue Bedeutung zu geben: Verändern Sie seine Funktion, seinen Inhalt. Bei einer Pflanze können Sie sehr gut beobachten, wie sie sich an Ihrem neuen Standort weiter entwickelt und sich auf die neuen Bedingungen einstellt. Wenn Sie dieses Eck stärken, wird es Ihnen ähnlich ergehen: Sie werden die Chancen und Möglichkeiten Ihres neuen Zuhauses besser wahrnehmen und würdigen können.

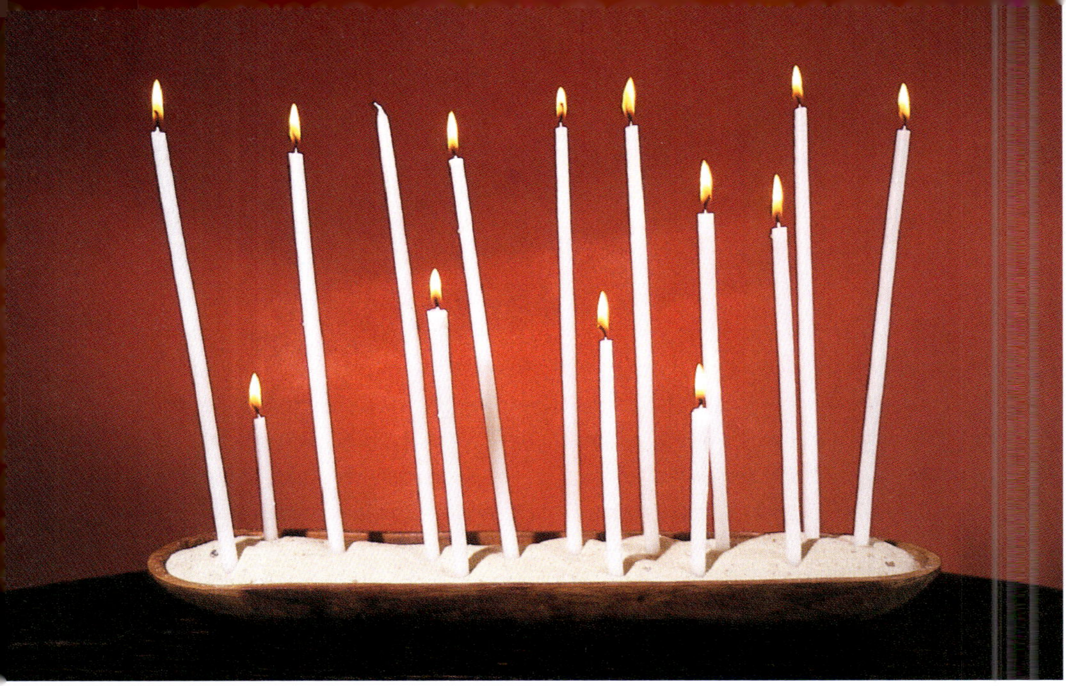

Schlanke Kerzen: Wachstum und Ausdauer

Nach der Geburt

Neben dem Bereich «Erde» ist der *Wind* besonders gut für das Stillen des Kindes geeignet, denn er entspricht der Phase des Wachstums nach der Geburt und verkörpert den Grund, auf dem wir wachsen und der uns Schutz, Sicherheit und Geborgenheit gibt – so wie die Nährstoffe, die das Kind jetzt über die Mutterbrust aufnimmt, in seinen Organismus integriert und daran wächst. Doch mit der Muttermilch und dem engen körperlichen Kontakt nimmt das Kind nicht nur Nahrung auf, sondern das Stillen ist auch ein besonderer Akt der Fürsorge und der Zuneigung, der in entspannter und stressfreier Umgebung stattfinden sollte. Deshalb ist dieser Bereich nicht nur wichtig für Ihr Kind, sondern auch für Sie, denn ein Neugeborenes zu versorgen ist eine Aufgabe rund um die Uhr.

Um die nötige Kraft und das Durchhaltevermögen für die Belastung dieser ersten Zeit mitzubringen, ist es unerlässlich, dass Sie als Mutter auf Ihre eigenen Bedürfnisse achten. Dabei sollten Sie an erster Stelle auf Entspannung, genügend Schlaf und natürlich auf die eigene gesunde Ernährung achten. Wenn Sie *Wind* stärken, fördern Sie also das Wachstum Ihres Kindes und kräftigen

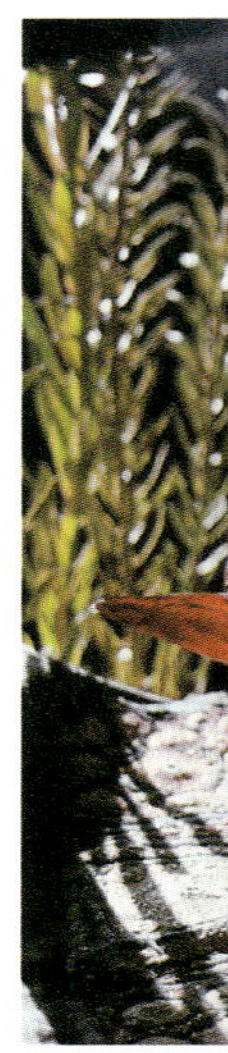

sich selbst. Sie müssen nun nicht unbedingt hier Ihr Stilleck einrichten: Sie können einfach mit den unten angeführten Heilmitteln diesen Bereich stärken und pflegen oder auch Symbole anbringen, die für Sie Kraft und Ausdauer bedeuten. Die Energie, die sich dort sammelt, wird sich auf das Stillen positiv auswirken, wo auch immer Sie einen gemütlichen Platz dafür finden.

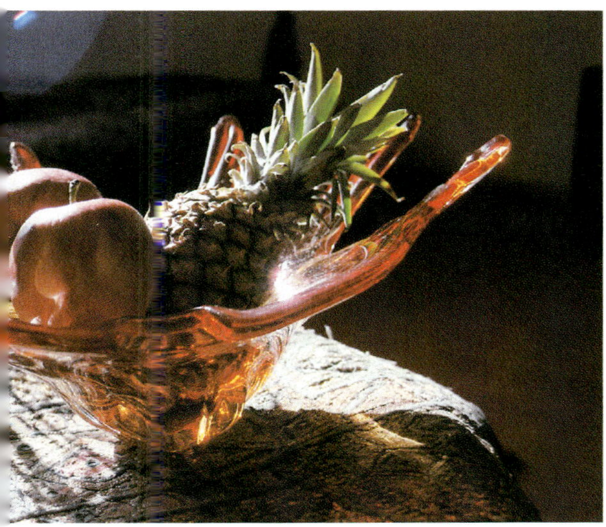

Heilmittel, die diesen Bereich stärken

Zum Beispiel Grünpflanzen mit roten Blüten (zu Weihnachten: Weihnachtsstern; zu Ostern: Zweige mit roten Ostereiern), rote Blumen in einer schmalen, hohen Vase, (rote) Kerzen in einem Holzständer oder einem langen schmalen Halter, eine Stehlampe etc.

Kombinieren Sie auch eigene Heilmittel aus folgenden Elementen:

Farbe: Alle Grüntöne, helles Gelb. Alle Rottöne.

Formen: schlank, hoch aufrecht. Dreieck, spitz zulaufend.

Düfte: frisch, holzig. Feurig, belebend, fruchtig, rauchig.

Pflanze: Eberesche, Erdbeere, Kirsche, Orchidee, Pfingstrose. Eiche, Iris, Löwenzahn, Sonnenblume, Rose. «Geldbaum».

Heilsteine: Bernstein, Chrysopras, Epidot, Jade, Porphyrit, Zirkon. Ametrin, Aquamarin, Citrin, Feueropal, Gold, Pyrit, Rubin.

Symbole: Feder, Fisch, Kessel, Füllhorn, Münzen, Stier, Schwein. Auge, Hirsch, Pfau, Löwe, Pferd, Schmetterling.

«Feuer» – Eltern sein: eine Berufung

Li – das Haftende, das Ausstrahlen – Feuer, Licht – Süden

Wenn die Sonne ihren jährlichen Höchststand zur Zeit der Sommersonnenwende erreicht und in ihrem täglichen Bogen über dem südlichen Horizont am höchsten über unseren Köpfen steht, beginnt die wärmste und hellste Zeit des Jahres bzw. des Tages. *Feuer* ist mit der Eigenschaft des «Haftenden» verbunden, weil es einen Stoff braucht, an dem es «haften» kann, um von ihm zu zehren. Es strahlt in alle Richtung aus und bringt Licht in unser Bewusstsein, erhellt unsere Gedanken.

In der Schwangerschaft

Jetzt stellen sich den werdenden Eltern viele Fragen über das, was da noch alles auf sie zukommen wird. Wie wird es weitergehen, wenn das Kind auf der Welt ist? Wie gut werden sie mit den neuen Rollen als Mutter und Vater zurechtkommen? Wie wird sich der Alltag verändern? Und vor allen Dingen: Welche Auswirkungen hat die Tatsache, bald eine Familie zu sein, auf die eigene Lebensplanung? Zukunft ist jetzt nichts, das Sie im Alleingang bewältigen: Das Wohl des Kindes müssen Sie von nun an stets miteinbeziehen. Viele haben das Gefühl, sie müssten etwas aufgeben, wenn das Kind erst einmal da ist. Der Bereich *Feuer* kann helfen, einen angemessenen Umgang mit diesen Fragen zu finden, indem er das Bewusstsein für all das stärkt, was wir durch das Kind *gewinnen*. Vor allen Dingen zeigt uns dieser Bereich, wie wir an den bevorstehenden Aufgaben innerlich wachsen und wie uns die Erfahrungen von Schwangerschaft und Elternsein verändern – und zwar unumkehrbar. Hier stärken wir unsere Bereitschaft, diesen Prozess zuzulassen.

Vielleicht schmücken Sie diesen Bereich mit Bildern, Zeichen und Symbolen, die für Sie eine positive Vision einer kommenden Zeit als Familie darstellen. Überlegen Sie dabei: Was fehlt mir noch? Was wünsche ich mir? Welche Eigenschaften, Talente, Fähigkeiten brauche ich, um konstruktiv an der Verwirklichung dieser Vision mitzuwirken? Suchen Sie Gegenstände, die diese Qualitäten verkörpern.

Nach der Geburt

Jetzt mag einiges klarer sein: Viele Unsicherheiten, die noch mit der Geburt als solcher zusammenhingen, sind Vergangenheit geworden, und was jetzt zählt, ist der Aufbau einer gemeinsamen Zukunft als Familie.

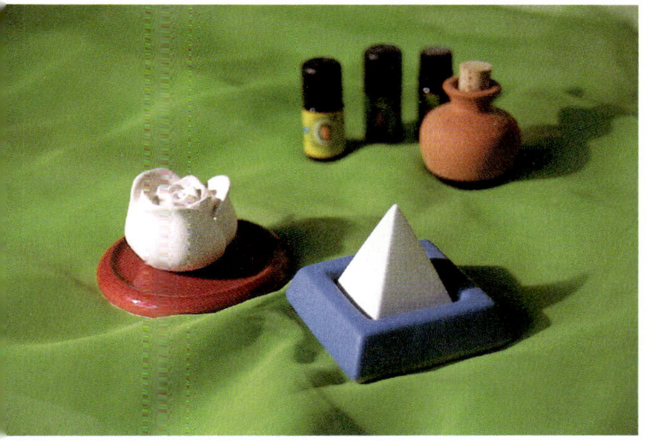

«Feuer» strahlt in alle Richtungen

Vielleicht wird Ihnen allmählich klarer, was es bedeutet, Mutter und Vater zu sein, und Sie haben deutlicher vor Augen, wohin der Weg gehen wird. Vielleicht ist das aber auch alles gar nicht so wichtig, denn nun gilt Ihre gesamte Aufmerksamkeit dem neuen Leben in Ihren Armen: Es will gepflegt, gefüttert und umsorgt werden – es braucht Ihre Nähe, Ihre Liebe und Ihre Fürsorge. Da mag es gerade in den ersten Monaten oftmals unwesentlich sein, was da auf einen zukommen wird in der näheren oder weiteren Zukunft. Entsprechend verliert dieser Bereich auch nach der Geburt an Bedeutung.

Sie können in diesem Bereich Symbole anbringen, die für Sie eine erfolgreiche Veränderung in Ihrem Leben verkörpern. Der Schmetterling ist hier ein besonders treffendes Symbol, denn er repräsentiert den unumkehrbaren Übergang von einem Zustand des Lebens in einen anderen – so wie Sie nicht mehr einfach nur ein Paar sind, sondern auch eine Familie. Ein Symbol der Freude über den Eintritt in eine neue Phase des Lebens ist auch die Sonne. Wahrscheinlich fallen Ihnen noch viele weitere, auch sehr persönliche Symbole ein, die dieses Grundgefühl zum Ausdruck bringen.

Heilmittel, die diesen Bereich stärken

Stellen Sie hier zum Beispiel eine Pyramide auf oder einen Spiegel mit Goldrahmen, eine Sonne, eine rote Lichtquelle, rote Kerzen, ein Bild von sich in einem roten Rahmen usw.

Wählen Sie auch aus folgenden Elementen Ihr persönliches Heilmittel aus:

Farbe: Alle Rottöne.

Formen: Dreieck, spitz zulaufend.

Düfte: feurig, belebend, fruchtig, rauchig.

Pflanze: Eiche, Iris, Löwenzahn, Sonnenblume, Rose.

Heilsteine: Ametrin, Aquamarin, Citrin, Feueropal, Gold, Pyrit, Rubin.

Symbole: Auge, Hirsch, Pfau, Löwe, Pferd, Schmetterling.

«Erde» – das Leben teilen: die Mutter

Kun – empfangen – Erde, Raum – Südwesten.

Das reine Licht der Sonne ist so lange farblos, bis es auf die Struktur und die Oberfläche der Materie trifft und dort zum Teil zurückgestrahlt wird: Farben und Formen werden sichtbar, die Vielfalt des irdischen Lebens kann sich zeigen. Ein Teil der Energie wird auch von der *Erde* als Wärme gespeichert und setzt dort kreative Prozesse in Gang. Die *Erde* ist die Grundlage des menschlichen Lebens. Sie nährt uns und gibt uns Halt. *Erde* entspricht dem Spätsommer: Die Sonne hat jetzt ihren Höchststand überschritten, und ihre Bahn führt sie immer näher an den Horizont.

In der Schwangerschaft

Vielleicht ist dieser Bereich der wichtigste sowohl vor als auch nach der Geburt, denn er verkörpert traditionell die Mutter. In der Schwangerschaft symbolisiert *Erde* die Mutter, die dem noch nicht geborenen Kind Schutz und Geborgenheit in ihrem Leib schenkt. Hier finden wir deshalb die Energien wieder, die diese enge Symbiose stärken und

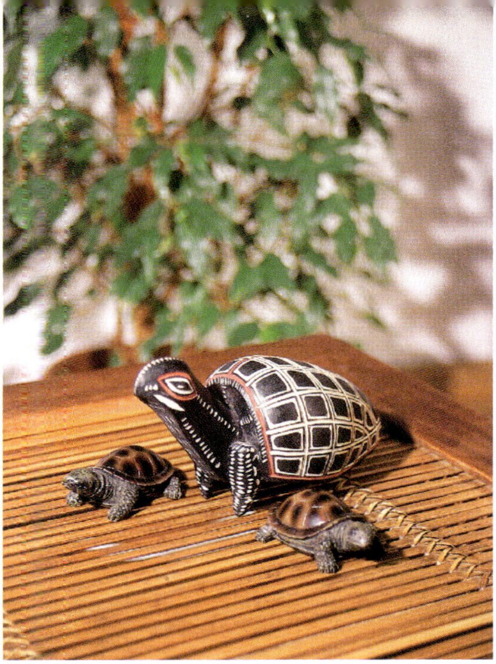

Die Erfahrung der Mutter

fördern und für einen positiven Verlauf der Schwangerschaft stehen, weniger auf den gesundheitlichen Aspekt bezogen, sondern vielmehr auf die wachsende Beziehung zwischen dem Ungeborenen und der Mutter. *Erde* verkörpert die Erfahrung der werdenden Mutter, ihr eigenes Leben für die Dauer der Schwangerschaft mit dem werdenden Leben in ihrem Leib zu teilen. Dieser Bereich entspricht dem Erleben, dass der Leib zu einer Geborgenheit spendenden Hülle geworden ist, zu einem nährenden und schützenden Lebensraum. Die Stärkung dieses Bereiches fördert ein positives Grundgefühl gegenüber dieser Erfahrung und vergrößert das Vertrauen in diese Symbiose.

Hier könnten alte Symbole für Mutterschaft stehen, zum Beispiel kleine Statuen oder Bilder von Muttergottheiten. Wählen Sie runde, bauchige Formen für Gefäße, in die Sie etwas Wertvolles hineinlegen. In diesem Bereich sollten Sie immer für zwei Menschen mitdenken. Wenn Sie Kerzen aufstellen möchten, dann *zwei* Kerzen – dies verkörpert Ihre Bereitschaft und Ihren Wunsch, das Leben uneingeschränkt zu teilen. Besonders schön sind Schwimmkerzen in einer runden Schale. Ein wichtiges Symbol sind alle Sorten Steinobst, insbesondere Pflaumen, Pfirsiche und Aprikosen, denn sie verkörpern das von einer nährenden Hülle umgebende geheime Innere. Stellen Sie sich hier eine üppige Obstschale auf. Auch Zierkürbisse passen gut in diesen Bereich.

Nach der Geburt

Auch nach der Geburt bleibt der Bereich *Erde* die Domäne des Mütterlichen – nur kann sich jetzt auch der Partner eingebunden fühlen, denn auch er ist sicherlich bereit, seine ganze Zuneigung dem Neugeborenen entgegenzubringen. Was während der Schwangerschaft die schützende Hülle des Mutterleibes war, ist nun die Geborgenheit spendende Familie. Um diesen Aspekt zu stärken, können

Sie entsprechende Symbole anbringen, zum Beispiel eine kleine Tierfamilie aus Holz oder Stein, wobei sich standfeste und beständige Tiere wie Elefanten besonders gut eignen, aber auch ein Enten-Trio symbolisiert das neue Familienglück, ebenso Delfine. Sie können auch für Mutter, Vater und Kind drei verschiedene Steine, vielleicht in unterschiedlicher Größe, aufstellen. Natürlich sollten Sie Geschwister oder andere Familienmitglieder, die Sie gerne einbinden wollen, nicht vergessen und die Anzahl der ausgewählten Elemente entsprechend anpassen.

In China werden verschiedene Symbole zur Geburt gereicht, zum Beispiel rot gefärbte Eier. In Abwandlung dieser Tradition können Sie im Bereich «Erde» drei (oder mehr) solcher roter Eier in ein Körbchen legen oder diese durch in Eiform geschliffene Heilsteine aus der unten angegebenen Palette ersetzen. Vielleicht genügt es Ihnen aber auch, in diesem Eck ein rot oder golden gerahmtes erstes Foto der Familie aufzuhängen.

Heilmittel, die diesen Bereich stärken

Platzieren Sie dort zum Beispiel rot glasiertes Steingut, rote Blumen in quadratischen Vasen, rote Kerzen in Haltern aus Stein, in Stein eingelassene Lichter. Besonders Salzlampen verkörpern jetzt die stützende Qualität der Erde besonders gut.

Farbe: Alle Rottöne. Alle gedeckten Gelbtöne.

Formen: Dreieck, spitz zulaufend. Flach, rechteckig, horizontal.

Düfte: feurig, belebend, fruchtig, rauchig. Erdig, sinnlich, warm.

Pflanze: Eiche, Iris, Löwenzahn, Sonnenblume, Rose. Apfel, Kürbis, Myrte, Nelke, Pfirsich, Pflaume, Rosmarin.

Heilsteine: Ametrin, Aquamarin, Citrin, Feueropal, Gold, Pyrit, Rubin. Amethyst, Feuerstein, Granat, gelber Jaspis, Karneol, Rosenquarz.

Symbole: Auge, Hirsch, Pfau, Löwe, Pferd, Schmetterling. Anker, Delphin, Elefant, Ente, Kuh, Schwan.

«See» – endlich ankommen: das Kind

Dui – das Heitere, Offene – See, Wasserfläche – Westen.

Im Westen geht die Sonne unter. Das Bild des *Sees* verbindet uns mit dem Gedanken der Vollendung, so wie der Untergang der Sonne den Tag zu einem Ende bringt und im Herbst sich die Bestimmung der Vegetation in Reife und Ernte erfüllt. Der Mensch blickt in den *See* wie in die blank polierte Fläche eines Spiegels und erkennt, was er erreicht hat, wer er geworden ist. Zugleich verkörpert er die Stimmung nach getaner Arbeit: Die Menschen begegnen einander offen und unbefangen, um miteinander zu reden, zu tanzen und sich den schönen Dingen des Lebens zu widmen.

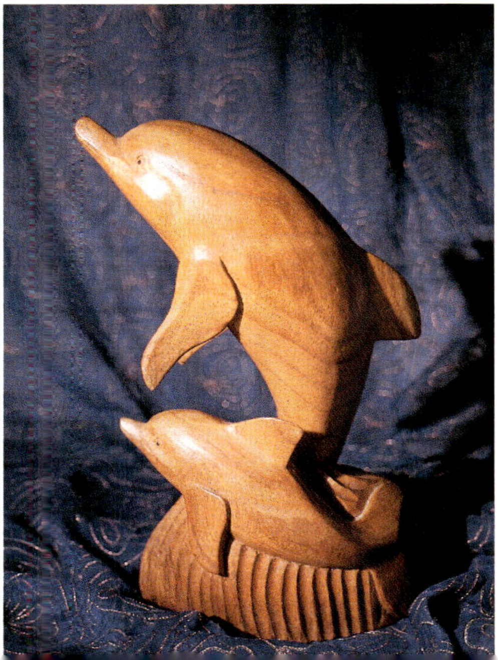

In der Schwangerschaft

Dieser Bereich ist während der Schwangerschaft am stärksten mit den Vorstellungen über die herannahende Geburt verbunden. In der klassischen Deutung geht es hier darum, etwas hervorzubringen und einen Prozess zu vollenden. Was auch immer Sie für Vorstellungen, Hoffnungen und Sorgen in Bezug auf die Geburt haben: Hier sollten Sie Platz dafür einräumen. Dies kann ganz unauffällig geschehen, indem Sie persönliche Dinge anbringen, die für Sie symbolisch mit Ihren Gefühlen zur Geburt verbunden sind. Vielleicht halten Sie diesen Bereich während der Schwangerschaft aber auch einfach in Ordnung und schmücken ihn besonders mit frischen Blumen zum Beispiel. Wichtig ist, dass dieser Platz Ihnen eine positive Stimmung vermittelt, sooft Sie ihn betrachten. Besonders schön wäre ein «Kind» Ihrer eigenen Kreativität, zum Beispiel ein selbst gemaltes Bild, ein Foto, etwas Getöpfertes oder eine andere Handarbeit.

Nach der Geburt

Im klassischen Feng Shui ist der Bereich *See* den Kindern selbst zugeordnet. Hier können Sie den innigen Bezug zum Neugeborenen zum Beispiel so ausdrücken: Sammeln Sie auf einem besonderen Gabentisch die Geschenke für den neuen Erdenbürger und stellen dazu frische Blumen als Willkommensgruß. Besondere Kraft hat das Entzünden einer großen weißen Kerze. Oder legen Sie hier nach der Geburt ein Buch aus, in das Freunde, Bekannte und Verwandte Glückwünsche eintragen oder in das Sie für Ihr Kind Gedanken und Gefühle niederschreiben, die Sie für später aufbewahren wollen.

Heilmittel, die diesen Bereich stärken

Stellen Sie dort zum Beispiel eine polierte Marmorkugel auf oder eine runde Keramikschale, einen bauchigen Tonkrug, das Bild eines Sees in einer weiten Landschaft, überhaupt Motive, die Fröhlichkeit und Heiterkeit ausstrahlen.

Oder stellen Sie aus folgenden Elementen Ihr ganz persönliches Heilmittel zusammen:

Farbe: Reines, aber auch getöntes Weiß. Alle gedeckten Gelbtöne.

Formen: Kreis, rund, gebogen. Flach, rechteckig, horizontal.

Düfte: heiter, beruhigend. Erdig, sinnlich, warm.

Pflanze: Buchsbaum, Chrysantheme, Efeu, Gingko, Lorbeer, Lotus, Wein. Apfel, Kürbis, Myrte, Nelke, Pfirsich, Pflaume, Rosmarin.

Heilsteine: Chalcedon, Fossilien, Kupfer, Türkis. Amethyst, Feuerstein, Granat, gelber Jaspis, Karneol, Rosenquarz.

Symbole: Brücke, Insel, Kranz, Taube, Uhr, Waage, Rad. Anker, Delphin, Elefant, Ente, Kuh, Schwan.

«Himmel» – helfende Hände: der Vater

Qian – das Schöpferische, Energie – Himmel – Nordwesten.

Die gewaltige Himmelskuppel ist über den Erdkreis wie ein riesiges schützendes Zelt gespannt. Hier residieren wohl wollende, Segen spendende Mächte, die dem Menschen Inspiration und Hilfe schicken, wenn er sich ihnen öffnet. Der *Himmel* ist Sinnbild der Gesetzmäßigkeit göttlicher Ordnung, wie dies der regelmäßige Gang der Gestirne am Firmament zum Ausdruck bringt. Wenn wir dem Fluss des Lebens vertrauen, wird alles gut.

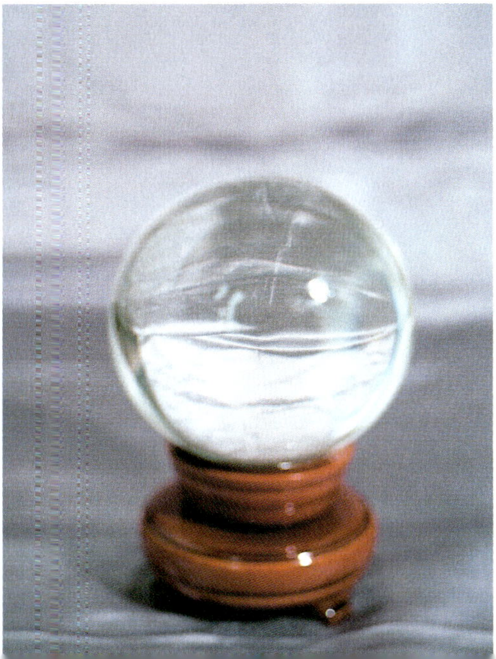

In der Schwangerschaft

Der Bereich des *Himmels* wird traditionell auch der Bereich der «hilfreichen Freunde» genannt. Als werdende Mutter können Sie dies ganz wörtlich nehmen: Hier stärken Sie Ihr Vertrauen darin, dass Ihnen, was auch immer geschieht, Menschen hilfreich zur Seite stehen. Wenn Sie *Himmel* stärken, bekräftigen Sie Ihre Bereitschaft, Hilfe von anderen anzunehmen. Wenn Sie möchten, dann stellen Sie hier Bilder oder Andenken von Menschen auf, die Ihnen viel bedeuten und denen Sie vertrauen. Schmücken Sie dieses Eck mit besonderer Sorgfalt, und wenden Sie sich ihm voller Vertrauen zu, wenn Sie sich einsam und allein gelassen fühlen. Ein gut gestärkter *Himmel* sichert Ihnen nicht nur die Hilfsbereitschaft der Menschen, die Sie schon kennen, sondern steigert überhaupt Ihren «Draht» zur Umwelt. Da gibt es die Ärztinnen und natürlich die Hebammen, die jetzt eine besondere Rolle einnehmen werden – auch sie stehen für diesen Bereich. Aber auch wenn Sie auf der Suche nach einer neuen Wohnung sind, sollten Sie sich diesem Bereich widmen, überhaupt, wenn Sie ein Quäntchen Glück benötigen, denn dieser Bereich öffnet die Türen zu genau jenen «Zufällen», die man braucht, um den richtigen Menschen zur rechten Zeit und am rechten Ort zu begegnen.

Nach der Geburt

Das klassische Feng Shui sieht im Bereich des *Himmels* die Domäne des Vaters. Doch vor der Geburt erfüllt der werdende Vater keine spezifische, klar festgelegte Rolle: Mal ist er zusammen mit der Mutter Teil des Bereichs *Erde*, wo er sich dem wachsenden Leben im Leib seiner Partnerin besonders nahe fühlt, mal sieht er sich vielleicht eher in der unterstützenden Funktion des Bereichs *Himmel*, wenn er für einen reibungslosen Ablauf des Alltags sorgt und seine Partnerin entlastet. Entsprechend sollte er auch in diesen beiden Bereichen bedacht werden – je nachdem, wo er sich selbst eher sehen möchte. Auch nach der Geburt ist dieser Bereich nicht «reine Männersache», doch Männer fühlen sich nach wie vor mehr von den Aufgaben dieses Bereiches (Struktur, Ordnung und Schutz der Familie nach außen) angesprochen als von den «typisch mütterlichen» des Bereiches *Erde*, der eher mit Fürsorge, Pflege und «Bemuttern» des Neugeborenen verbunden wird. In einer ausgewogenen Partnerschaft werden beide Elternteile sich schnell darauf einigen, wer sich mehr an dem einen und wer an dem anderen orientiert. Das kann von Fall zu Fall und von Phase zu Phase auch unterschiedlich sein. Sicher ist, dass das Kind jetzt *beides* braucht, was sehr schön in der Ordnung der Ba Gua zum Ausdruck kommt, in der das Kind *(See)* in die Mitte des Mütterlichen *(Erde)* und des Väterlichen *(Himmel)* genommen wird wie in einen schützenden Rahmen. Deshalb ist es wichtig, beide Bereiche gleichermaßen zu stärken.

Heilmittel, die diesen Bereich stärken

Platzieren Sie hier zum Beispiel eine Glaskugel, ein Schachbrett, einen Glastisch mit Metallbeinen, eine dunkelblaue Vase mit weißen Blumen, ein Schwarzweißfoto, eine bizarre Metallskulptur.

Oder wählen Sie aus folgenden Elementen Ihr Lieblings-Heilmittel aus:

Farbe: Grautöne, metallisch. Schwarz, Indigo.

Formen: Kreis, rund, gebogen. Vielfältig, bizarr, verästelt, gewellt.

Düfte: leicht, flüchtig. Zart, unbestimmt, salzig.

Pflanze: Anemone, Gänseblümchen, Haselnuss, Lilie, Margerite, Mistel. Schilf, Strelizie, Ingwerblüte.

Heilsteine: Falkenauge, Schneequarz, Smaragd. Koralle, Malachit, Silber, Perle, Meersalz.

Symbole: Adler, Engel, Glocke, Hand, Regenbogen, Vögel, Wolkensteine. Brunnen, Kelch, Meer, Muschel, Spirale, Wald.

«Wasser» – Kraft aus der inneren Mitte

Kan – das Abgründige, die Schlucht – Wasser, der Strom – Norden.

Wasser liegt dem Bereich des Feuers genau gegenüber – der höchste Punkt des Sonnenlaufes über dem tiefsten unter ihm. Feuer als das aufsteigende Element ist ein ebenso treffendes Bild für den Zenith wie *Wasser* für den Fußpunkt der Welt: Es fließt stets nach unten und sammelt sich am tiefsten möglichen Ort. Nicht umsonst weckt dieser Bereich Bilder von Schluchten und Klammen, an deren Grund sich der Strom des *Wassers* verborgen und doch kraftvoll und unaufhaltsam vorwärts bewegt.

In der Schwangerschaft

Kein anderer Bereich des Musters der Acht Lebenswünsche verbindet uns so sehr mit dem Fluss des Lebens wie *Wasser*. Hier werden wir auf den Urgrund unseres Daseins verwiesen, den Ursprung in uns selbst. Gerade deshalb mag er für Sie als werdende Mutter besonders wichtig sein, denn er versinnbildlicht die jedem Menschen innewohnende Quelle der Kraft, die allzu leicht in der Hektik des Alltag verloren geht. Gerade die Nähe von *Wasser*, zum Beispiel am Ufer eines Baches, eines Flusses, aber auch der Anblick des Meeres erinnert uns daran, dass wir aus uns selbst die Kraft schöpfen können, um einen eigenen und unverwechselbaren Weg im Leben zu gehen. Daher kann dieser Bereich das grundsätzliche Vertrauen fördern, dass wir stark genug sind, um die Zukunft zu meistern.

Es ist ein sehr intimer Bereich, an dem Sie am besten für sich sein sollten. Es wäre der ideale Ort für einen Sessel, an dem Sie sich Ihren Tagträumen hingeben können und einfach die Sinne nach innen richten, um zu hören, welche Intuitionen aufsteigen. Halten Sie die Bilder nicht fest, sondern lassen Sie sie einfach laufen.

Wenn Sie *Wasser* stärken, verbinden Sie sich leichter mit Ihrer inneren Mitte. So wie alles Leben aus dem Wasser kommt, spüren Sie, dass auch Ihr eigenes Leben aus diesem Zentrum tief in Ihnen stammt. Dies gibt Ihnen Zuversicht für die Zukunft, was auch immer noch vor Ihnen liegen mag.

Nach der Geburt

Vielleicht werden Sie nach der Geburt merken, dass die Themen dieses Bereiches eine Zeit lang nicht im Vordergrund Ihres Lebens stehen werden – zu viel Aufmerksamkeit geht in so viele neue Erfahrungen, die sich um Ihr Baby drehen. Sicherlich wird es Momente geben, an denen Sie das Gefühl haben, zu kurz zu kommen, wo Sie sich eine Verschnaufpause wünschen oder in denen Ihnen alles viel zu schnell geht. Wenn Sie diesen Bereich jetzt betrachten, sollte er

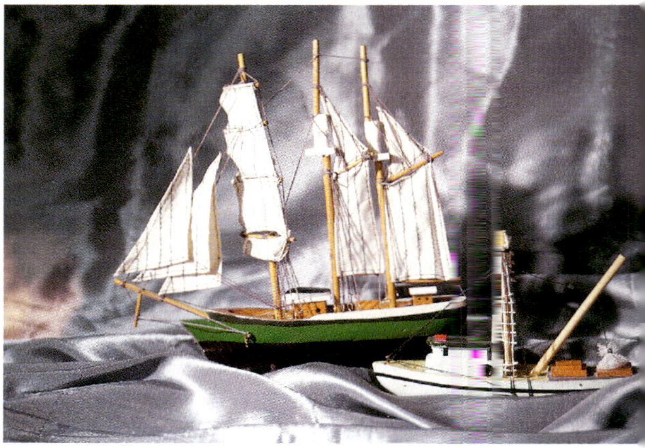

Ihnen die Zuversicht geben, dass der Weg, den Sie gehen, genau der richtige ist. Auch wenn das Gefühl, in sich zu ruhen und aus der eigenen Mitte Kraft zu schöpfen, in der Hektik des Alltags frisch gebackener Eltern untergehen mag – hier ist eine Stelle, an der Sie daran erinnert werden, dass Sie auch weiterhin in Kontakt mit dem Fluss des Lebens und Ihrer eigenen Kraft stehen. Schmücken Sie deshalb diesen Bereich mit Symbolen, die Ihnen von dieser inneren

Mitte erzählen. Gönnen Sie sich durch Abbildungen von ruhig dahinfließendem Wasser einen Augenblick der Stille und Meditation in der Unruhe des Lebens.

Heilmittel, die diesen Bereich stärken

Schmücken Sie diesen Bereich zum Beispiel mit einem Zierbrunnen, dem Bild eines Wasserfalls in einem schwarzen oder dunkelblauen Rahmen. Oder wählen Sie das Bild eines Flusses, ein Modellschiff, ein Fische-Mobile, eine Glasschüssel mit Wasser, ein Aquarium.

Oder stellen Sie sich aus folgenden Elementen Ihr eigenes Heilmittel zusammen:

Farbe: Schwarz, Indigo.

Formen: vielfältig, bizarr, verästelt, gewellt.

Düfte: zart, unbestimmt.

Pflanze: Schilf, Strelizie, Ingwerblüte.

Heilsteine: Koralle, Malachit, Silber, Perle, Meersalz.

Symbole: Brunnen, Kelch, Meer, Muschel, Spirale, Wald.

«Berg» – innehalten und zurückblicken

Gen – das Stillehalten, Begrenzung – Berg – Nordosten.

Der *Berg* steht für die Kraft der Konzentration auf die Mitte hin, so wie die Masse des *Berges* vom Tal hin zum Gipfel strebt, auf den einen Punkt, an dem der *Berg* den Himmel berührt. Deshalb steht der *Berg* auch für den Ort, an dem alles seinen Anfang nimmt, und der Aufstieg auf den *Berg* ist gleichsam eine Reise an den Ort, an dem man mit sich eins ist, zu den eigenen Quellen, während der Abstieg symbolisch für das Ausbreiten der Persönlichkeit in der Welt steht – die «zehntausend Dinge». Wer den Aufstieg geschafft hat, der kann sich Zeit nehmen, um die Vergangenheit in Ruhe zu betrachten.

In der Schwangerschaft

Der Bereich *Berg* ist ebenso wie *Wasser* ein eher verborgener Ort unter den Ba Gua. Er ist sogar von einer noch größeren Stille und Innigkeit mit sich selbst geprägt. Er entspricht dem Wunsch nach Wissen und Erkenntnis, wobei weniger das Fachwissen gemeint ist als das Bedürfnis, die eigenen Erfahrungen zu sortieren, zu bewahren und aus ihnen zu lernen. Hier geht es darum, zu verstehen und zu begreifen. Der *Berg* ist wie ein Hort, an dem wir die Dinge sammeln, die für unsere persönliche Entwicklung von Bedeutung sind, um immer wieder darauf zurückzugreifen und uns so unser selbst zu vergewissern. In der Schwangerschaft könnte dieser Ort dazu geeignet sein, das Vertrauen in sich selbst und den eigenen Körper zu stärken.

Insbesondere wenn es Ihre erste Schwangerschaft ist und Sie auf keine eigenen Erfahrungen zurückgreifen können, werden Sie sich vielleicht von den vielen gut gemeinten Tipps und der schier endlosen Fülle an Publikationen verwirrt fühlen. Dann kann dieser Bereich in Ihnen die Gewissheit wecken, dass Ihr Körper schon weiß, was gut für ihn ist. Wenn Sie diesen Bereich stärken, bringen Sie sich also in Kontakt mit einem Wissen, das schon in Ihnen als schwangerer Frau angelegt ist. Vielleicht müssen Sie nur manchmal in sich hineinlauschen, sich selbst befragen, was Ihnen jetzt gut tun würde, und Sie werden auf viele Fragen eine unmissverständliche und Ihnen angemessene Antwort bekommen.

Dieser Bereich ist deshalb besonders gut für Meditationen geeignet. Hierhin könnten Sie sich zurückziehen, um regelmäßig nach innen zu lauschen, um mit Ihren wahren Bedürfnissen in Kontakt zu treten.

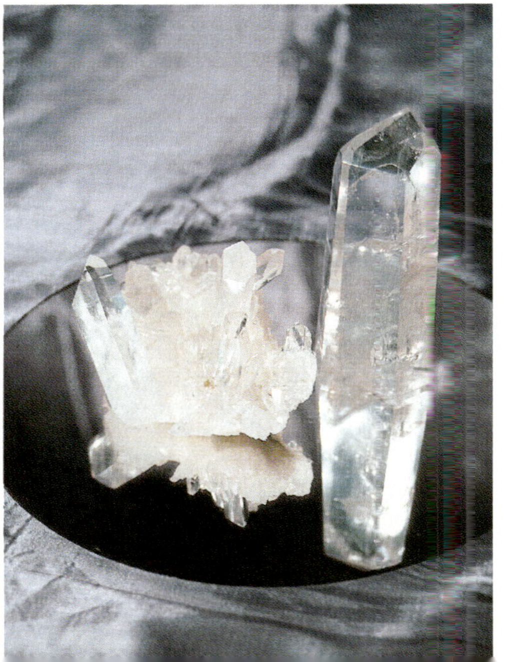

Nach der Geburt

Der *Berg* hilft uns, unsere Gedanken zu klären und mental wieder Fuß zu fassen, wenn wir uns zerrissen und zerstreut finden zwischen all den Aufgaben, die nicht selten zugleich erledigt sein wollen. Der *Berg* ist dann der sprichwörtliche Fels in der Brandung, zu dem wir immer wieder zurückkehren, um uns zu sammeln und uns zu vergewissern, dass wir auch noch da sind. Die Symbole, die Sie in diesem Bereich anbringen, sollten deshalb Klarheit und Ruhe schenken. Sie können dort zum Beispiel Ihren Erfahrungen, die Sie mit der Geburt gemacht haben, Raum geben. Vielleicht haben Sie ja Lust, Ihre Gedanken und Gefühle in einem Tagebuch niederzuschreiben oder sie auf andere Art und Weise darzustellen, vielleicht als Bild oder als Gedicht.

Der *Berg* ist das letzte Feld des Zyklus, bevor mit *Donner* der Kreislauf erneut seinen fulminanten Anfang nimmt. Es ist bezeichnend, dass die Philosophie des Feng Shui vor den Beginn die Ruhe gesetzt hat, vor die Handlung das Innehalten und das In-sich-hinein-Lauschen. So wird jeder neue Anfang getragen von dem Wissen um die Vergangenheit, und jede durchlebte Erfahrung kann zum Keim neuer Erfahrungen werden.

Heilmittel, die diesen Bereich stärken

Stellen Sie dort zum Beispiel eine schwere Truhe mit eisernen Beschlägen auf, eine Kommode mit einem Kerzenhalter darauf, größere Kieselsteine mit weißen Einschlüssen, das Bild eines Berges in einem Metallrahmen, einen quadratischen Spiegel.

Sie können sich auch aus folgenden Elementen ein eigenes Heilmittel zusammenstellen:

Farbe: alle Brauntöne. Grautöne, metallisch.

Formen: flach, quadratisch. Kreis, rund, gebogen.

Düfte: konzentrierend, einfach, klar. Leicht, flüchtig.

Pflanze: Binse, Farne, Nadelholz, Feige, Krokus, Walnuss. Anemone, Gänseblümchen, Haselnuss, Lilie, Margerite, Mistel.

Heilsteine: Achat, Andalusit, Azurit, Bergkristall, Obsidian, Steinsalz, Topas. Falkenauge, Schneequarz, Smaragd.

Symbole: Berg, Truhe, Felsen, Tür. Adler, Engel, Glocke, Hand, Regenbogen, Vögel, Wolken.

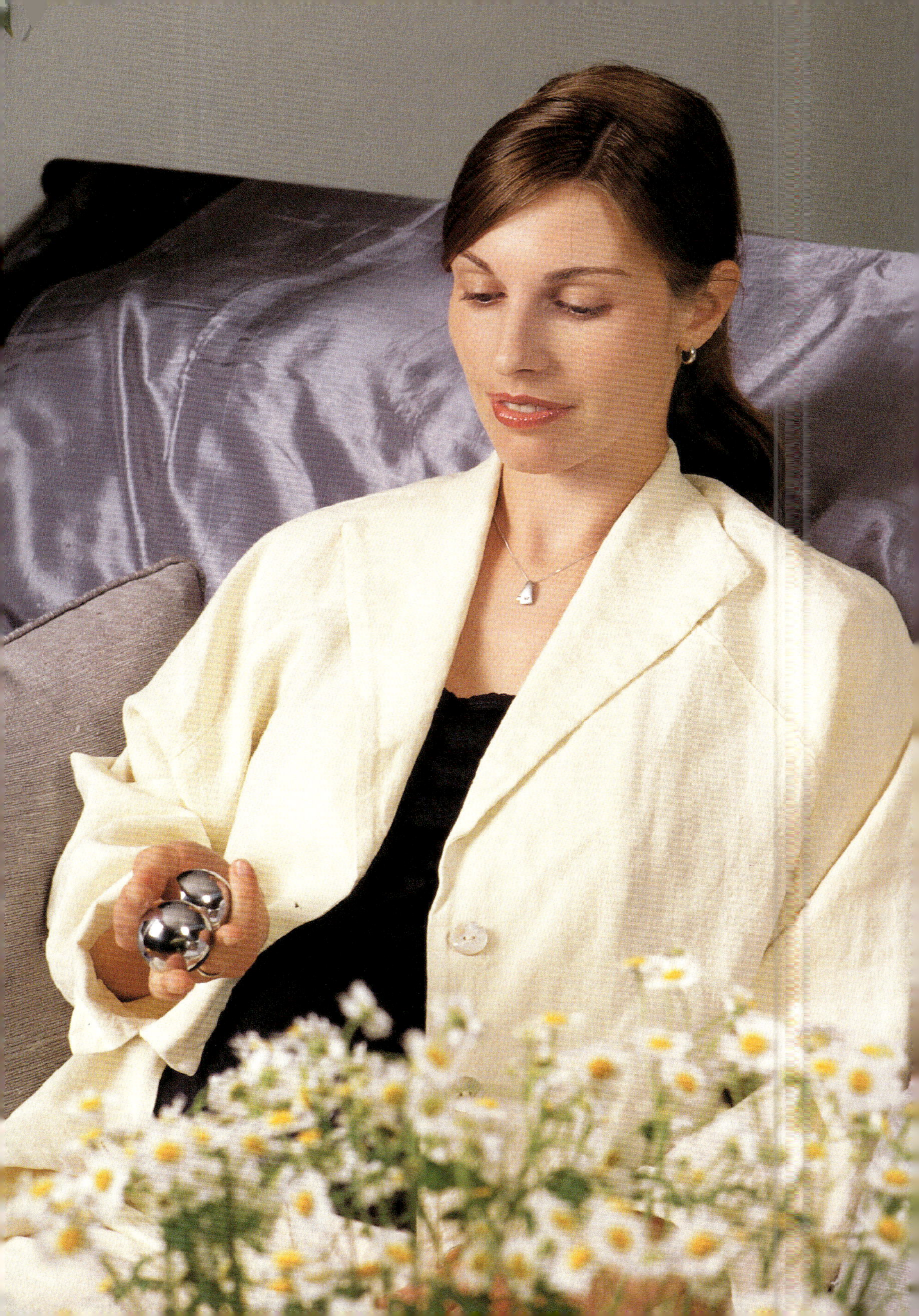

Kapitel 4 | *Den Wohn-Sinn entdecken*

Wenn wir beginnen, uns mit den Vorstellungen des Feng Shui zu beschäftigen, schenken wir unserer Umgebung und ihrer Wirkung auf uns mehr Aufmerksamkeit. Wir werden empfindsamer, unsere Sinne werden feiner. Deshalb werden wir uns in diesem Kapitel mit den Sinnen beschäftigen. Damit wollen wir Sie dazu einladen, genauer hinzuhören, zu sehen, zu tasten, zu schnuppern und sich selbst im Raum wahrzunehmen.

Der Mensch ist ein sinnliches Wesen. Die Sinnesorgane versorgen das Gehirn mit Reizen, Sinneseindrücke sind Energieimpulse. Diese Impulse werden im Gehirn mit schon vorhandenen Erfahrungen verknüpft. Das, was wir als Wahrnehmung betrachten, was wir für wahr nehmen, setzt sich zu einem kleineren Teil zusammen aus den Impulsen, die die Sinnesorgane aufnehmen, und zu einem größeren Teil aus dem, was unser Gehirn daraus macht.

Sie sehen eine Rose: Ihr Auge nimmt Licht in einer bestimmten Frequenz auf und leitet diese Impulse ans Gehirn. In Bruchteilen von Sekunden entstehen nicht nur die Abbildung einer bestimmten Form und Farbe, sondern gleichzeitig eine Fülle von Bildern und Gefühlen. Sie meinen, sie sogar zu riechen, diese Rose, und romantische Erinnerungen tauchen auf. All das funktioniert sogar schon, wenn Sie diese Zeilen lesen und nur vor Ihrem inneren Auge das Bild einer Rose entsteht.

Wir denken in Bildern, und diese Bilder enthalten gleichzeitig die Erinnerung an verschiedene Sinnesreize und die damit verbundenen Gefühle.

Auch bei der Gestaltung unseres Wohnraumes schaffen die Impulse der Sinnesorgane und die dadurch ausgelösten inneren Bilder die Wirkungen. Der Anblick meines Sofas kann Bilder von mir als erfolgreicher Person auslösen, die einen bestimmten Lebensstil pflegt und dafür Anerkennung erntet, oder mein Sofa kann bei mir Gefühle von Behaglichkeit, von Wohlbefinden, von Sicherheit auslösen: Dies ist meine Insel der Entspannung. Je nachdem, was für mich gerade bedeutungsvoller ist, sehe ich eher ein äußeres Bild oder gebe meinem Körpergefühl den Vorrang. Eine andere Person würde vielleicht die Farbe besonders intensiv wahrnehmen – so eine Farbe hatte mein Lieblingskleid! –, eine dritte die Beschaffenheit des Stoffs (kuschelig! oder: kratzt!). Jede dieser Personen verbindet die Wahrnehmung mit ihren ganz eigenen inneren Bildern.

Wenn die Wahrnehmung nun gleichzeitig das Aufnehmen von Sinnesreizen ist und die Aktivierung vorhandener Bilder im Gehirn und der Emotionen, die damit verbunden sind, dann ist eine Sensibilisierung der Wahrnehmung auf jeder dieser Ebenen möglich: genau hinsehen, feiner hinhören, feinfühliger werden, das bedeutet dann zum einen, die Sinnesorgane zu schulen, und zum anderen, die entstehenden Bilder und Emotionen genauer wahrzunehmen, sie für wahr zu nehmen als Teil der ganz persönlichen Wirklichkeit. Wirklichkeit ist das, was wirkt: Den inneren Bildern und den Gefühlen Raum zu geben, sie anzuerkennen ermöglicht Menschen eher herauszufinden, was ihnen wirklich gut tut. Der Bedeutungsgehalt der Wahrnehmungen verändert sich im Laufe der Zeit durch Erfahrung und durch hinzukommende Bilder.

Die Ohren öffnen

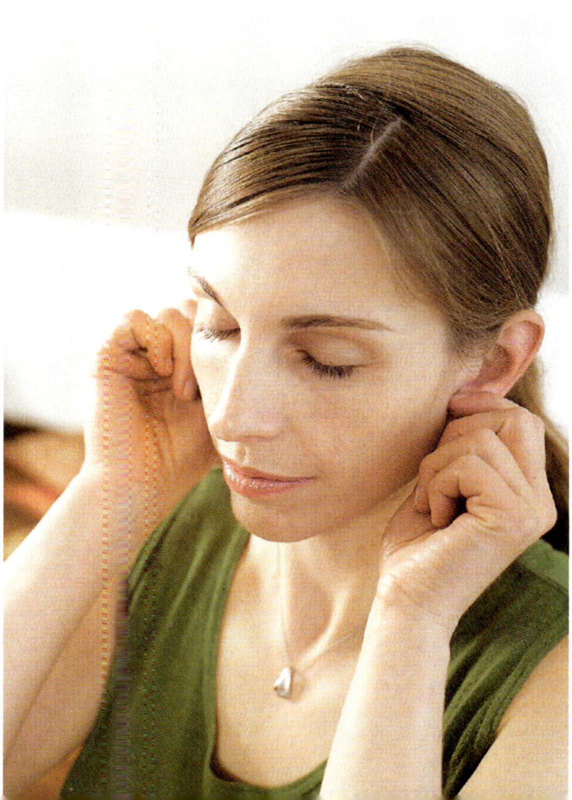

Wenn Sie sich mit der Bilderwelt des Feng Shui beschäftigen, bekommt eine Sonne an der Zimmertür für Sie eine neue Bedeutung: Jedes Mal, wenn Sie sie sehen, vertiefen sich das Bild und die Emotion von der frischen Lebensenergie, mit der Sie Ihren Raum füllen möchten.

Jetzt, in der Schwangerschaft, sind Sie vielleicht empfindsamer als zuvor. Das ist eine gute Gelegenheit, genauer nachzuspüren, welche Sinneswahrnehmungen Ihnen nun gut tun, welche Emotionen sie hervorrufen. Auch dies ist schon eine Vorbereitung, die Ihr Körper, Ihr Geist und Ihre Seele treffen für Ihre künftige Aufgabe als Mutter, als Vater. Ihr Baby ist darauf angewiesen, dass Sie es mit offenen Sinnen wahrnehmen und seine Bedürfnisse erkennen, um sie erfüllen zu können.

Die Sinnesreize, die Ihre Umwelt, Ihr Arbeitsplatz, der Weg dorthin, der Supermarkt, der Besuch auf Ämtern Ihnen jetzt zumuten, lassen sich nur in Grenzen beeinflussen. In ihrer Wohnung sind Sie da freier.

Alles beginnt damit, dass Sie Ihre Sinnesorgane öffnen und wahrnehmen, was in Ihnen geschieht.

Also laden wir Sie ein, Ihre Wohnung und deren Wirkung auf Sie genauer zu erforschen. Die Erfahrungen, die Sie dabei machen, schaffen eine gute Grundlage dafür, dass Sie auch bei der Planung von Veränderungen sich immer stärker daran orientieren, was für den Menschen am wichtigsten ist, der schließlich mit diesen Farben, Formen und Materialien, die sie auswählen, wohnen soll: Sie selbst.

Es wäre nun vergleichsweise einfach, wenn Sie all diese Entscheidungen allein treffen könnten. Vermutlich teilen Sie aber Ihre Räume mit Ihrem Partner, auf jeden Fall werden Sie sie bald mit Ihrem Baby gemeinsam bewohnen: Da helfen nur Kompromisse.

Auch Ihr Baby trainiert schon jetzt in Ihrem Bauch seine Sinne. Wenn es dann zur Welt kommt, hat es schon einen großen Schatz an Erfahrungen, die in der Regel mit einem paradiesischen Grundgefühl verbunden sind: Das Leben fühlt sich gut an.

Den Raum belauschen

Das Ohr ist das Tor zur Seele, sagt man. Es ist immer geöffnet und kann feinste Reize unterscheiden. Das Gehör ist neben dem Tastsinn das Sinnesorgan, das sehr früh im Leben eines Menschen zu arbeiten beginnt. Schon seit dem vierten intrauterinen Lebensmonat nimmt das Gehör Ihres Kindes all diese Informationen auf, die durch Ihre Stimme und durch die Geräusche in Ihrem Körper zu ihm dringen. So verbinden sich die Stimme der Mutter und die Sprache, die sie spricht, für immer mit dem Gefühl von Geborgenheit und Heimat.

Pflegen Sie mit einer kleinen Übung Ihre Ohren, sie freuen sich darüber.

Die Ohren öffnen

Nehmen Sie Ihre Ohrmuscheln zwischen die Finger, und kneten Sie sie kräftig durch. Fahren Sie den Windungen der Ohrmuscheln nach, kneten, reiben, drehen, zwicken Sie die Ohrläppchen, bis Ihre Ohren sich gut durchblutet anfühlen.

Dann legen Sie die rechte Hand über den Kopf auf das linke Ohr, und trommeln Sie mit den Fingerspitzen der linken Hand nun auf den Rücken der rechten Hand. Die Hand liegt sehr locker über dem Ohr, und der Schall überträgt sich auf das Ohr und seine Umgebung.

Wiederholen Sie die Übung auf der rechten Seite.

Nach einer Weile nehmen Sie beide Hände herunter, und lauschen Sie in den Raum.

Schließen Sie die Augen, stellen Sie sich vor, Ihre Ohren sind zarte Fühler, mit denen Sie die Wände des Raumes, die Decke, den Boden, die Möbelstücke abtasten können.

Raumklang

Schließen Sie erneut die Augen, und öffnen Sie Ihre Ohren weit. Lassen Sie all die Geräusche aus Ihrer Umgebung in Ihre Ohren eindringen. Das Knacken und Knistern des Hauses, das Rauschen und Bummern von Heizung und Wasserleitungen, das Zwitschern der Vögel draußen und auch das Donnern der Lastwagen oder Flugzeuge. Machen Sie es sich wirklich bequem, und lauschen Sie. Öffnen Sie die Ohren ganz weit, werden Sie zu einem einzigen Ohr, und nehmen Sie wie mit feinsten Antennen all diese Geräusche auf, die Ihr Raum macht. Und dann wählen Sie einen anderen Platz in diesem Raum, schließen Sie wieder die Augen, lauschen Sie wieder. Erlauschen Sie an verschiedenen Plätzen, wie unterschiedlich Ihr Raum klingt.

Und dann lassen Sie Ihre Stimme ertönen. Singen Sie ein «a» oder ein lang gezogenes «ohh», und horchen Sie, wie unterschiedlich Ihre Stimme an verschiedenen Stellen des Raumes und auch in den anderen Räumen der Wohnung klingt. Klingt es irgendwo besonders harmonisch? Verschluckt der Raum an manchen Stellen den Klang? Wo hören Sie Stille besonders deutlich?

Hinsehen

Die Augen versorgen den Körper mit Lichtimpulsen. Diese Impulse regen das Gehirn auf eine bestimmte Weise an, es produziert Bilder. Die Energie der Farben, die Wirkung von Formen strömen unablässig auf uns ein und beeinflussen das Befinden. Die Augen scheinen heute das wichtigste Sinnesorgan zu sein. Das gute Aussehen von Menschen, von Produkten, von Bildern hat einen enorm hohen Stellenwert. Bei so viel Beanspruchung werden die Augen manchmal müde, oder sie stumpfen ab gegenüber feineren Nuancen. Gönnen Sie Ihren Augen eine kleine Erfrischung.

Mit neuen Augen sehen

Setzen Sie sich bequem und gleichzeitig aufrecht hin. Das kann auf einem Stuhl, einem Hocker sein oder auch ein aufrechtes Sitzen auf dem Sofa, falls es hoch genug ist. Wenn Ihre Unterschenkel senkrecht stehen, die Oberschenkel waagerecht, also im rechten Winkel dazu, ist es richtig. Das Becken ist aufgerichtet, die Wirbelsäule schwingt sich in ihren natürlichen Kurven aufwärts. Ihr Kopf sitzt als Krönung obendrauf, und Ihre Schultern hängen locker herab. Der Nacken wird ganz lang, und die Hände ruhen entspannt auf Ihren Oberschenkeln.

Wenn Sie so eine gute Sitzposition gefunden haben, dann reiben Sie kräftig Ihre Handflächen gegeneinander, ganz heftig, bis es quietscht. Legen Sie nun die entspannten, energiegeladenen Handflächen weich über Ihre Augen. Lassen Sie die Augenlider halb geöffnet, und schauen Sie völlig entspannt in die warme Dunkelheit Ihrer Handflächen. Erlauben Sie der Muskulatur um die Augen herum, sehr locker zu werden. Lassen Sie auch den Unterkiefer los und die Zunge weich im Mund ruhen. Wenn dann Ihre Augen, die Umgebung Ihrer Augen, Ihr ganzes Gesicht sehr entspannt sind, dann beginnen Sie, hinter den Augen zu lächeln. So ein weiches, warmes, freundliches, vielleicht zunächst recht kleines Lächeln, das tief hinter Ihren Augen entsteht. Lächeln Sie sich selbst zu auf diese Weise.

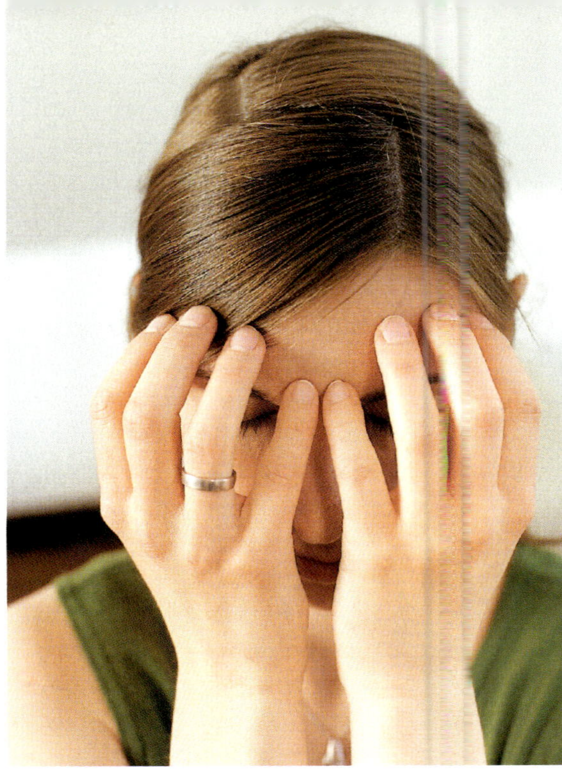

Augen entspannen

Dann lassen Sie die Hände sinken, behalten Sie dieses innere Lächeln bei, und schauen Sie mit diesem Lächeln zunächst auf das, was Sie, ohne den Kopf zu bewegen, entspannt vor sich sehen.

Nehmen Sie wahr, was Sie dort sehen, und nehmen Sie innerlich wahr, welche inneren Bilder und Gefühle bei Ihnen entstehen, bei den äußeren Lichtimpulsen, die Ihre Augen gerade aufnehmen. Sind es wohltuende Bilder? Sind die Gefühle, die damit verbunden sind, angenehm?

Dann gehen Sie mit Ihren Augen auf die Suche nach angenehmen Reizen. Lassen Sie mit der Frage: Was tut mir gut? Ihren Blick langsam durch den Raum gleiten. Was entdecken Sie dabei? Welche Geschichten klingen an, welche Gefühle tauchen auf? Vielleicht wird Ihnen bewusst, welche Schätze Sie da um sich herum versammelt haben, und auch, welcher Anblick Sie stört, weil er eher unangenehme Gefühle hervorruft. Wie wirken die Farben und die Formen Ihres Raumes auf Sie?

Ich sehe dich

In wenigen Wochen oder Monaten werden Sie einen echten Hingucker in Ihrer Wohnung haben: Ihr Baby wird Ihre Blicke auf sich ziehen, Sie werden es betrachten, lange Zeit, ohne zu ermüden, jede seiner Gesichtspartien, seine Mimik ganz in sich aufnehmen. Und auch Ihr Kind wird dasselbe mit Ihnen tun: Schon direkt nach der Geburt schaut ein Baby mit weit offenen Augen direkt in die Augen der Menschen, die ihm dann nah sind. Und sein kleines Gehirn beginnt, sein bisher noch sehr verschwommenes Bild von der Welt zu vervollständigen, indem es den Sinneserfahrungen, die dort schon seit der Zeit der Schwangerschaft bestehen, nun auch die intensiven visuellen Reize der Welt draußen hinzufügt. So sieht also das Gesicht aus, das zu der Stimme gehört, die ich schon lange kenne.

Wenn Paare miteinander leben, vergessen sie manchmal, einander zu betrachten. Die Anwesenheit des anderen wird selbstverständlich, genaues Hinsehen scheint nicht notwendig zu sein. Die Beziehung läuft Gefahr, an Reiz zu verlieren. Ein offener Blick füreinander, immer wieder, hält die Beziehung frisch.

Partnerübung – einander erkennen

Entspannen Sie wieder Ihre Augen mit dem Blick in die samtige Dunkelheit Ihrer Hände und mit dem Lächeln hinter den Augen. Betrachten Sie dann einmal Ihren Partner. Das können Sie heimlich tun, so von der Seite, wenn er gerade liest oder ein Fußballspiel im Fernsehen sieht oder kocht oder abwäscht oder …

Schauen Sie ihn genau an, den Schwung seiner Nase, seine Lippen, seinen Bartwuchs, die Farbe seiner Augen, seine Wimpern, die Haare, die Form seiner Stirn …

Diese Übung können Sie auch gemeinsam machen. Setzen Sie sich einander gegenüber, entspannen Sie Ihre Augen und schauen Sie einander an. Haben Sie den Mut dazu, die Augen füreinander zu öffnen.

Der Duft eines Raumes

Die Nase ist ein besonders feines Sinnesorgan. Sie warnt uns vor Gefahren, und sie erkennt unser Rudel: die Menschen, die uns nah und sympathisch sind. Jeder Mensch hat seinen ganz eigenen Geruch, wir erkennen einander daran. Auch Ihr Baby wird Sie schon nach wenigen Tagen an Ihrem Duft erkennen und würde Sie zuverlässig aus einer Gruppe anderer Frauen aussuchen.

Auch der Duft eines Raumes ist individuell. Er wird geprägt durch die Menschen, die in ihm wohnen, und die Dinge, die dort getan werden. Wenn Sie nun gerade umgezogen sind, kann es sein, dass der Duft dieser neuen Räume Ihnen noch fremd ist. Auch neue Möbelstücke, frisch gestrichene Wände oder neue Teppiche verbreiten einen Geruch. Selbst wenn dieser unschädlich ist, so kann er doch irritierend wirken und zu dem Gefühl von Fremdsein beitragen. Also verbreiten Sie Ihre eigene Duftmarke. Zunächst lüften Sie gründlich, immer wieder mit der Idee, alte, anhaftende Düfte aus dem Raum zu lassen. Und dann, wenn Sie wollen, verbrennen Sie Räucherstäbchen, Duftöle, oder versprühen Sie etwas von Ihrem eigenen Parfüm. Das ist auch ein guter Trick, wenn Sie auf Reisen sind, um sich in einem fremden Hotelzimmer wohl zu fühlen. Und auch später, wenn Sie mit Ihrem Baby unterwegs sind, kann dieses Vorgehen helfen, dem Baby den Aufenthalt in neuen, fremden Räumen vertrauter zu machen. Das eigene Babyfell oder schon gebrauchte Bettwäsche tut ein Übriges dazu.

Nase befreien

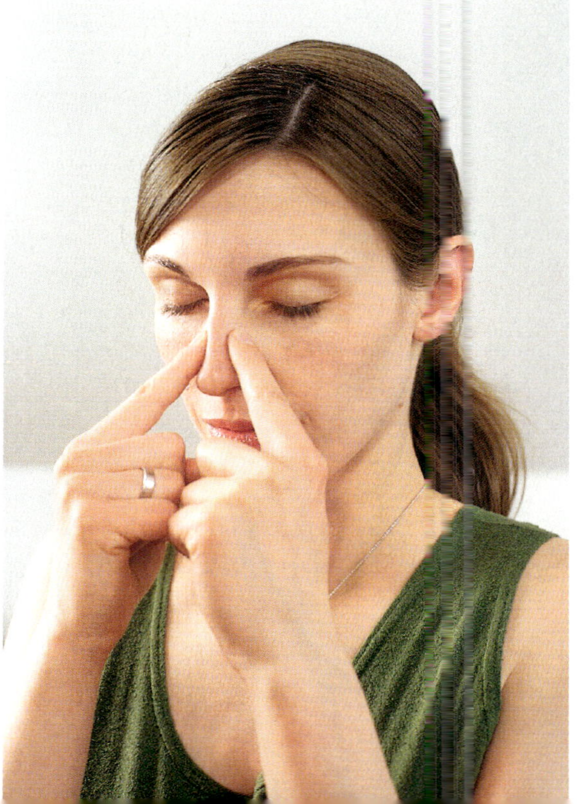

Die Nase befreien

Massieren Sie mit beiden Zeigefingern die kleinen Kuhlen neben den Nasenflügeln, gerne mit etwas festem Druck. Atmen Sie dabei weiter ruhig aus und ein. Dann drücken Sie mit einem Finger die Nasenspitze nach oben und atmen dabei tief ein.

Machen Sie das dreimal hintereinander im Wechsel. Dann schließen Sie die Augen, und schnuppern Sie mit weiten Nasenflügeln.

Den Raum erspüren

Unser Körper liefert uns ständig Informationen darüber, wo wir uns in Bezug zu dem uns umgebenden Raum gerade befinden: Auch wenn ich die Augen schließe, weiß ich, auf welche Weise ich genau auf diesem Stuhl sitze und wo im Raum dieser Stuhl sich befindet. Ich habe etwa eine Ahnung davon, wie viel Platz zwischen meinem Kopf und der Decke ist, und könnte auch mit geschlossenen Augen ungefähr die Wände dieses Raumes in ihrem Abstand beschreiben. Bei dieser Orientierung im Raum spielen verschiedene Sinnesorgane mit. Das, was ich beim Betreten des Raumes sehe, und all die Geräusche, die ich höre, sind ein Teil dieser Informationen. Ein anderer Teil speist sich aus meinem Wissen darum, aus meiner lange gewachsenen Erfahrung, wie groß ich im Verhältnis zum Beispiel zu dem Tisch vor mir bin. Haben Sie jemals Alice im Wunderland gelesen? Und können Sie sich dann daran erinnern, wie irritierend es für Alice war, als sie plötzlich ihre Körpergröße so radikal veränderte? Als sie einmal auf Miniformat schrumpfte und bei anderer Gelegenheit riesig groß wurde? Nicht nur, dass es praktische Probleme aufwarf, sie war auch zutiefst irritiert in ihrer Fähigkeit, sich in der Welt zu orientieren.

Die Informationen, die ich über meinen eigenen Körper ständig gemeldet bekomme, erleichtern es mir, mich in Räumen zurechtzufinden. Sie werden, spätestens wenn Ihr Kind beginnt zu krabbeln, amüsant wirkende Beobachtungen machen können, wie dieser Lernprozess abläuft, wenn Ihr Kind zum Beispiel verzweifelt versucht, durch eine zu enge Lücke zu krabbeln. Es macht auf diese

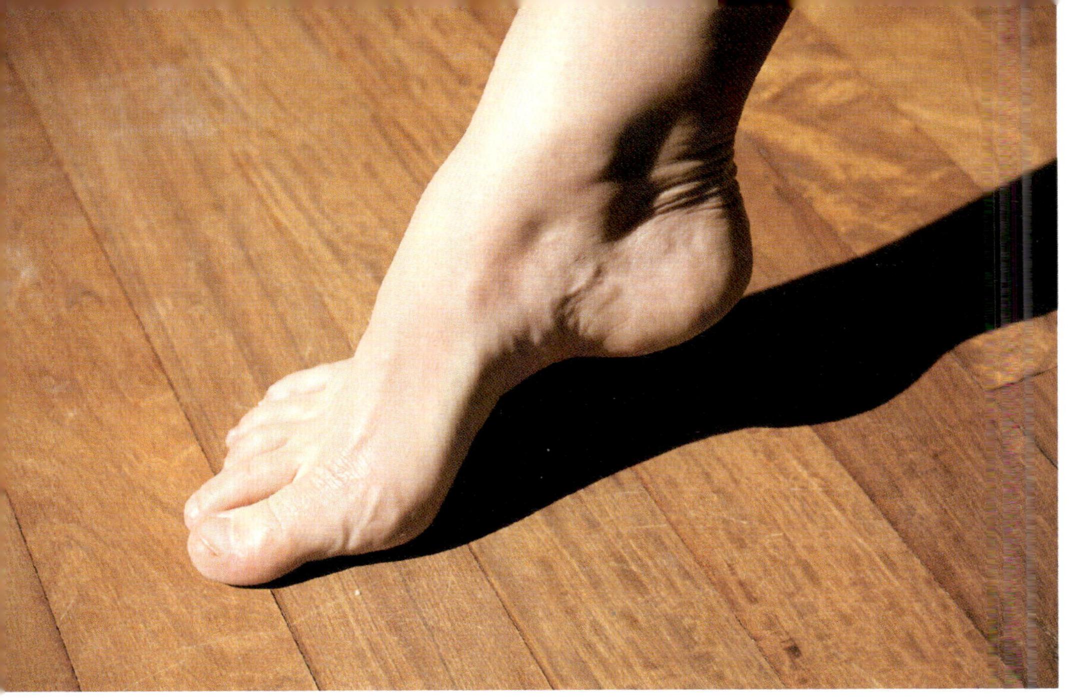

Weise die Erfahrung, wie groß sein Körper im Vergleich zur Lücke ist. Und es lernt, diese Erfahrungen dann seiner wachsenden Größe anzupassen. Diese Fähigkeit des Körpers, sich selbst wahrzunehmen, nennt man Propriozeption, die Eigenwahrnehmung, die sich zusammensetzt aus dem Spüren mit der Haut und den Empfindungen der tief innen im Körper befindlichen Rezeptoren, zum Beispiel an den Stellen, wo Muskel und Knochen einander berühren: Wenn ich meine Fingerspitzen gegeneinander reibe, mache ich gleichzeitig sehr viele verschiedenartige Erfahrungen – da ist die Haut, die andere Haut berührt, die Erfahrung von warm oder kalt, von weich oder fest; dann weiter drinnen im Finger die Empfindung dafür, ob mein Finger fest drückt oder fest gedrückt wird oder nur ganz sachte; schließlich die Empfindung, wie meine Gelenke mir melden, dass sie sich biegen oder strecken. Das ist zurzeit eine der Hauptbeschäftigungen des Kindes in Ihrem Bauch: Mit kleinen Eigenbewegungen sammelt es Wahrnehmungen von sich selbst und dem Raum, in dem es sich befindet, und integriert Sie in sein noch recht enges Weltbild. Dies macht es, während es im Fruchtwasser sich selbst berührt oder auch die Nabelschnur, die Plazenta und die Wände der Gebärmutter, seinen ersten Lebensraum.

Der Boden unter meinen Füßen

Ziehen Sie einmal die Strümpfe aus, und massieren Sie Ihre Füße. Kneten Sie sie durch, drehen und wenden Sie die Zehen, und widmen Sie vor allen Dingen Ihrer Fußsohle viel liebevolle Aufmerksamkeit. Machen Sie das nacheinander mit beiden Füßen, und dann stellen Sie mit geschlossenen Augen die Fußsohlen zunächst auf den Boden und spüren sie. Versuchen Sie, sozusagen mit den Fußsohlen alles aufzunehmen, was Sie an Sinnesreizen erfahren können. Dann, ganz langsam, stellen Sie sich hin, immer noch mit geschlossenen Augen, und nun gehen Sie Schritt für Schritt langsam durch den Raum und spüren mit Ihren Fußsohlen alles, was zu spüren ist. Ergehen Sie sich Ihren Raum, und nehmen Sie wahr, wie er sich anfühlt. Ist er weich oder kühl, rau oder glatt. Versuchen Sie einmal die Farbe Ihres Fußbodens mit den Füßen zu sehen und alle kleinen Besonderheiten, Unebenheiten – oh, da liegt eine Büroklammer – und was Sie auf diese Weise noch so alles finden.

Und dann stellen Sie sich vor, dass Ihr Kind in einigen Monaten auch beginnt, den Raum zu erkunden. Versuchen Sie einmal, mit den zarten Füßen Ihres Kindes zu spüren. Was Sie da fühlen: Ist es Ihnen angenehm? Ist es das, was Sie sich für sich und Ihr Baby wünschen? Wenn ja, wunderbar. Wenn nein, lässt sich daran etwas ändern?

Wenn Sie gerade im Rahmen eines Umzugs oder Umräumens dabei sind, Entscheidungen über die Ausstattung des Fußbodens zu treffen: Stellen Sie sich einmal vor, wie Ihre Füße diesen neuen Fußboden ertasten, und fragen Sie einmal Ihre Füße, welche Art Gefühl ihnen am besten gefallen würde.

RÜCKENDECKUNG

Im Rücken geschützt sein – dieses Bedürfnis scheinen wir noch aus der Zeit, als uns wilde Tiere und feindliche Stammesbrüder bedrohten, erhalten zu haben. Vielleicht ist es aber auch die Sehnsucht nach der für immer vergangenen Zeit in der Gebärmutter, als unser Rücken so schön warm geborgen an deren Wand angekuschelt war. Vielleicht ist es das, was wir immer wieder suchen. Dieses unerschütterliche Gefühl von Geschütztsein. Das können Sie vielleicht auch an Ihrem Baby beobachten: Viele Kinder rutschen in ihrem Kinderbettchen oder Körbchen so lange nach oben und zur Seite, bis sie sowohl über dem Kopf als auch den Rücken entlang einen festen Halt haben. Sorgen Sie dafür, dass Ihr Baby einen zugleich weichen und festen Rückhalt bekommt, der ihm gleichzeitig nicht gefährlich werden kann.

Mit dem Rücken sehen

Diese Übung machen Sie am besten zu zweit. Stellen Sie sich Rücken an Rücken, und rubbeln Sie sich aneinander, so wie sich der Bär am Baum kratzt, bis Ihnen ganz warm wird. Sorgen Sie dafür, dass alle Teile Ihres Rückens in den Genuss dieser Art Massage kommen. Und dann schließen Sie wieder die Augen, trennen sich voneinander und gehen jeder für sich rückwärts durch den Raum, langsam, und stellen Sie sich vor, Sie könnten mit Ihrem Rücken sehen. Was sieht Ihr Rücken? Wann ist es ihm angenehm? Sie können sich auch vorstellen, Sie hätten am Rücken eine Art Pelz mit langen, empfindsamen Haaren. Und mit diesem Pelz können Sie den Raum hinter sich ertasten, erspüren, erfahren. Wann fühlt sich Ihr Rücken wohl? Wie geht es ihm gut?

Wenn Sie nun mit diesen Übungen auf eine sinnliche Entdeckungsreise durch Ihre Wohnung gegangen sind, wenn Sie Ihren Wohn-Sinn entdeckt und verfeinert haben, finden Sie im folgenden Kapitel ein Büffet für Ihre Sinne aufgebaut, von dem Sie sich ganz nach Geschmack und passend zu Ihrem Typ bedienen können. Dabei bedienen wir uns der alten chinesischen Lehre von den fünf Elementen, die in der Praxis des Feng Shui eine große Rolle spielt. Da jedem Menschen eines dieser Elemente zugeordnet werden kann, finden Sie hier den Schlüssel zur individuellen Anwendung von Heilmitteln.

Rücken stärken

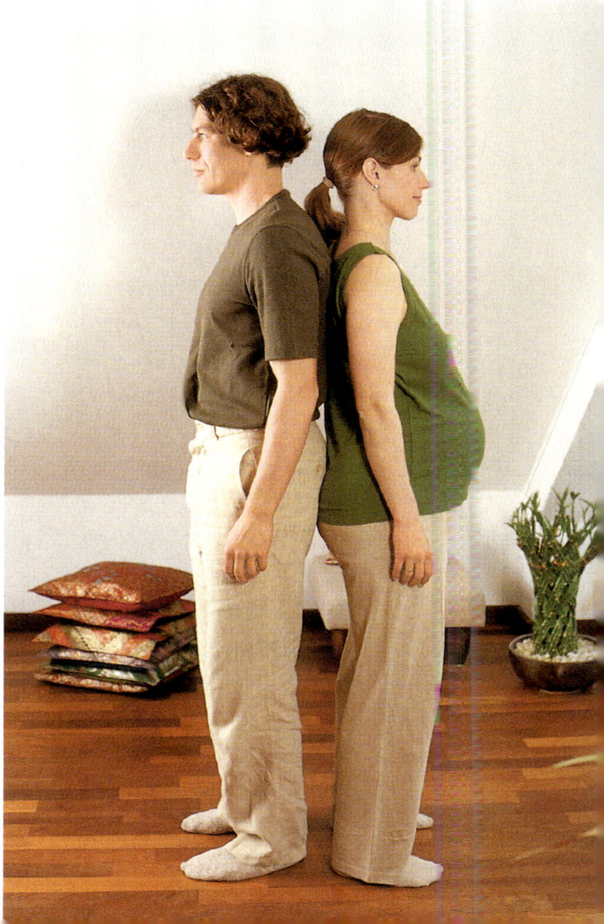

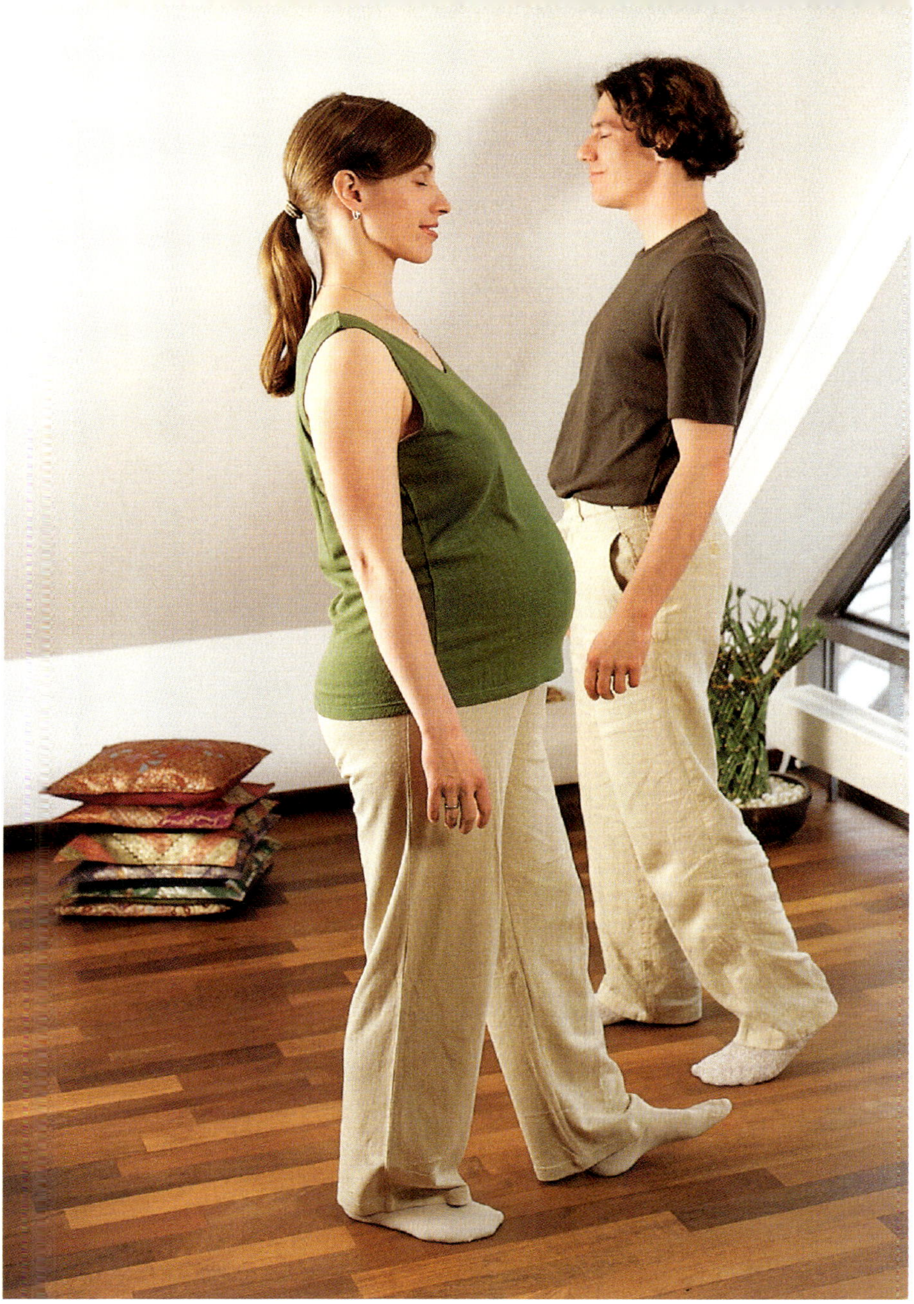

Raum erspüren

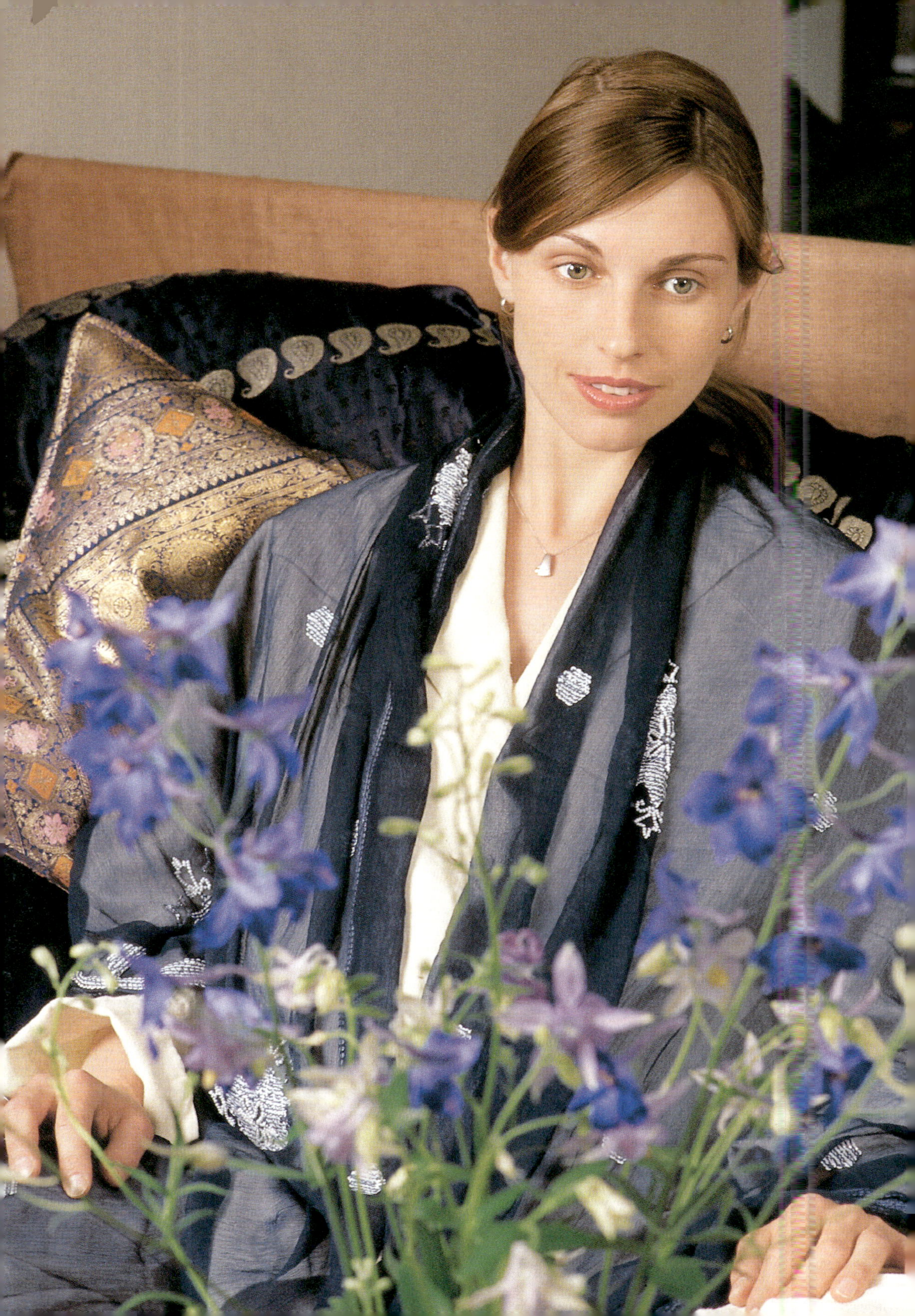

Kapitel 5 | *Die fünf Elemente*

«Das *tao* ist ein sanft leuchtendes Meer reinster Leere, ein perlmutt-schimmernder Nebel, grenzenlos und unbefleckt. Geboren aus diesem Meer, umwinden sich spielend zwei Drachen *(yang* und *yin)* ... Aus ihrem Spiel entstehen fünf leuchtende Dämpfe *(wu xing)*, blau, rot und gelb, weiß und schwarz. Schatten werfend, wirbelnd, ringend und sich vermi-schend, geben sie dem Firmament seine Wölbung, der Erde ihre vier Seiten, den zehntausend Dingen ihre vergängliche Gestalt.» (Blofeld 1994, S. 43)

Diese alte taoistische Allegorie zeigt, wie aus dem Wechselspiel der Energien fünf Grundkräfte entstehen, auf deren Zusammenspiel der Lauf des gesamten Universums beruht. Die Lehre von diesen fünf Kräften, den *Wu Xing*, nimmt im Feng Shui eine zentrale Stellung ein. Wer sich mit ihrem Wesen und ihrer wechselseiti-gen Dynamik auseinander setzt und sie versteht, der hat den Schlüssel zu gutem Feng Shui in allen Lebensräu-men in der Hand.

Der Begriff Elemente ist dabei nicht ganz richtig, denn es handelt

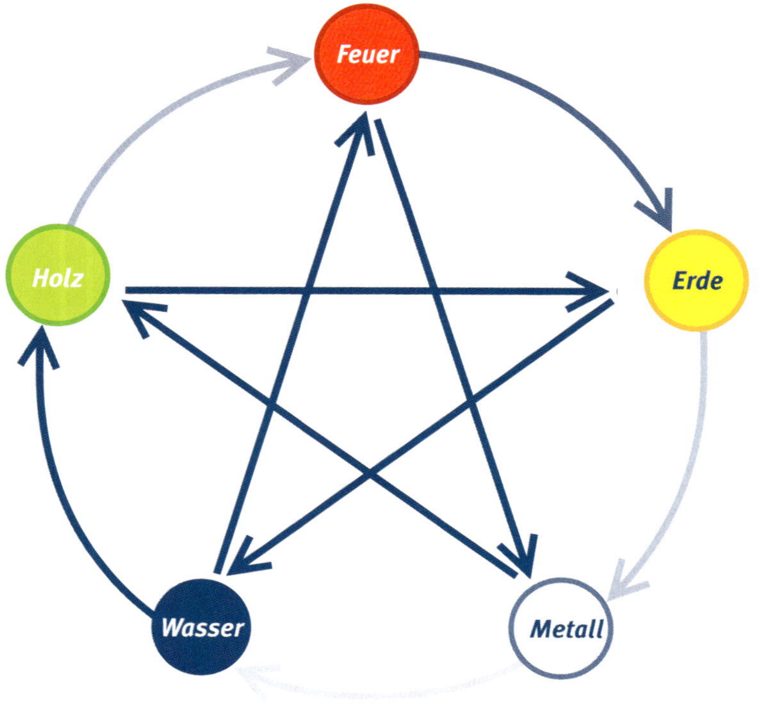

sich um fünf dynamische Prinzipien, die einen ineinander fließenden Kreislauf alles Lebendigen bilden, und nicht – wie bei den vier abendländischen Elementen Feuer, Wasser, Luft und Erde – um eher statische Bausteine des Universums, die sich lediglich miteinander mischen. Es ist daher besser, von *Wandlungsphasen* oder *Gehweisen* zu sprechen, weil diese Begriffe den beweglichen Aspekt betonen. Doch hat sich der Begriff *Elemente* inzwischen in der Literatur eingebürgert und soll auch hier verwendet werden.

Die Jahreszeiten dienen als Vorbild für die fünf Elemente. Aus der Art und Weise, wie sich die natürlichen Kräfte von Wachstum und Leben in den unterschiedlichen Phasen des Jahres ausdrücken, leiten sich Merkmale und Eigenschaften ab, die typisch sind für die Wirkweise des jeweiligen Elements.

Das Wesentliche an den *Wu Xing* ist ihre ununterbrochene Wandlung. Jede Phase geht unweigerlich in die nächste über und erzeugt diese.

Praktische Anwendung

Kommen wir nun zum spannendsten Teil der fünf Elemente, ihren Entsprechungen, wie sie für die praktische Anwendung im Feng Shui ausschlaggebend sind, insbesondere wenn Sie das fehlende Element der Schwangerschaft in den ersten drei Monaten nach der Geburt ausgleichen wollen.

Bei der Auswahl der unterschiedlichen Entsprechungen sollten Sie sich jedoch folgenden Grundsatz einprägen:

Form geht vor Farbe, und Farbe geht vor Material.

Das heißt, dass bei einer Kombination der Ebenen stets die Form eines Gegenstandes den Ausschlag dafür gibt, welchem Element er zugeordnet wird.

Beispiel: Eine schwarze Pyramide aus Stein ist in erster Linie *Feuer* zuzuordnen (spitz zulaufende Form), in zweiter Instanz verkörpert sie die Kraft von *Wasser* (Farbe Schwarz), und zuletzt besitzt sie auch noch Bezüge zu *Erde* (Material Stein).

Wie können Sie nun die Entsprechungen der Elemente konkret zum Einsatz bringen?

Wenn es um den Ausgleich des fehlenden Elementes beim Neugeborenen geht (siehe Seite 20 f.), dann können Sie zum Beispiel bei der Wahl der Anziehsachen, des Kinderwagens, der Decken und Kissen, aber auch bei Spielzug und Dekorationen auf die Farben achten. Sie können die entsprechenden Formen in den Mustern auf Stoffen und natürlich die Materialien auswählen.

Wenn es um den Ausgleich Ihres eigenen Elementes geht, dann können Sie ebenso verfahren: Suchen Sie sich passende Gegenstände aus, die Sie in Blickweite haben, oder wählen Sie entsprechende Kleidungsstücke. Sie können auch Orte aufsuchen, an denen Sie die Qualitäten des Elementes finden. Zusätzlich bieten sich Ihnen auch Düfte und Geschmacksrichtungen an. Besonders aber sind die ausgleichenden Tätigkeiten dazu geeignet, Sie wieder ins Lot mit Ihrem Element zu bringen. Welches Element Sie wann genau brauchen, erfahren Sie im Abschnitt über die Elemente-Typen (S. 113 ff.).

Holz – Kraft des Aufbruchs

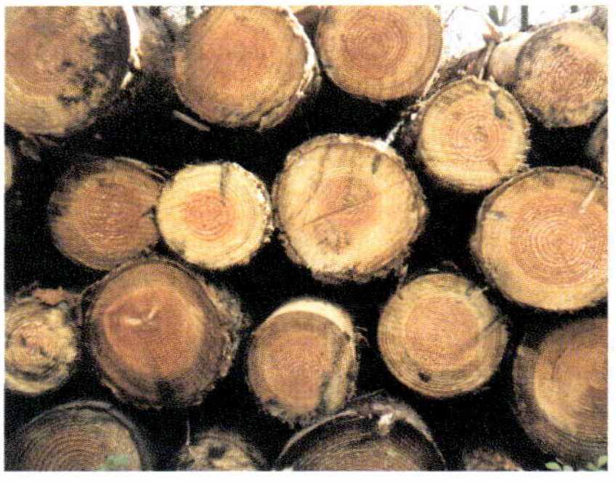

Holz verkörpert das Qi des Frühlings, wenn sich die gesamte Natur im Aufbruch befindet. Es steht deshalb für Bewegung nach außen und in alle Richtungen – wie Bäume, die im Verlauf ihres Wachstums nach allen Seiten den Raum ergreifen: Mit ihrer Krone streben sie zum Himmel hinauf, mit ihren Wurzeln in die Erde hinein, Zweige und Blätter strecken sich zur Seite.

Holz sorgt für Flexibilität, gepaart mit Stabilität – so wie sich die Äste und Zweige eines Baumes im Wind biegen, ohne zu brechen. Als Energie des Frühlings verleiht es Tatendrang und neue Ideen. Richtig eingesetzt macht es optimistisch und gibt Mut zur Veränderung.

Formen: Hoch und aufrecht, zum Beispiel hohe Regale, schmale Schränke, Stehlampen etc. Die Verwendung aufrechter Formen oder vertikaler Muster betont die aktive Seite eines Raumes und verleiht ihm einen geistigen Charakter.

Farben: Grün und Blau. Diese Farben regen an, ohne aufzuregen, und stehen mit dem Gedanken der

Erneuerung und des Neubeginns in Verbindung. Da Grün / Blau die Farben sind, die wir in der Natur am häufigsten finden, wirken sie harmonisierend und beruhigend auf uns.

Material: Holz, Weide, Rattan, Pflanzenfasern, überhaupt alles Pflanzliche und Pflanzen selbst. Sie erinnern uns an das Wachstum des Frühlings.

Geschmack / Geruch: Sauer, frisch, minzig, zum Beispiel Zitrusfrüchte, Pfefferminze, Ysop.

Tätigkeiten: Unternehmungen aller Art (zum Beispiel Ausflüge in die Natur oder in einen Freizeit- oder Tierpark, Spaziergänge), alles rund um den Garten, Sport treiben (zum Beispiel joggen oder laufen), schreiben, planen, zeichnen, malen, fotografieren.

Feuer – Kraft der Transformation

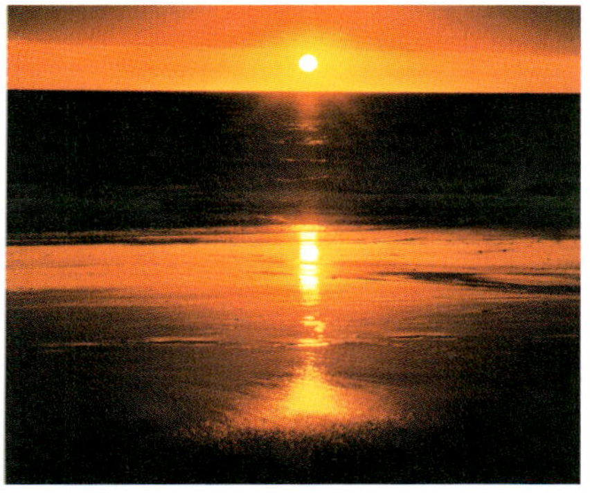

Feuer steht für die transformierende Kraft der Sommerhitze, welche die Früchte der Erde reifen lässt. Es äußert sich deshalb in einem Streben nach oben – so wie die Flamme, sich nach oben verjüngend, aufsteigt.

Feuer steht deshalb für Ausstrahlung von Licht und Wärme. Es ist von heiterer und lebhafter Natur und verkörpert Enthusiasmus ebenso wie die Hingabe an andere – so wie Feuer Helligkeit und Hitze spendet. Richtig eingesetzt verleiht es Willenskraft und Selbstbewusstsein und hilft uns, ein Vorbild durch unsere Taten zu sein.

Formen: Spitz zulaufend, dreieckig, zum Beispiel eine Pyramide, Lampenschirme, dachartige Formen. Dreieckige und spitz zulaufende Formen und Muster sollten sparsam und ganz ihrem Charakter gemäß möglichst gezielt als dynamische Impulse eingesetzt werden.

Farben: Alle Rottöne. Rot ist die seltenste Farbe in der Natur und erfüllt zwei entgegengesetzte Funktionen: Sie will warnen oder aber anlocken. Rot ist eine Signalfarbe und sollte entsprechend sparsam eingesetzt werden.

Materialien: Leder, Wolle, Fell, überhaupt alle Materialien, die von Tieren abstammen, also auch Knochen und Horn. Plastik gehört ebenfalls dazu, sollte aber besser das Material der letzten Wahl sein. Feuer-Materialien erschaffen eine warme, anregende Atmosphäre.

Geruch / Geschmack: Bitter, herb, zum Beispiel der Geruch von Fichtennadel oder Eichenmoos. Natürlich alle rauchigen Geruchsrichtungen.

Tätigkeiten: Kochen, Backen, Erotik, Sauna, Fitness (ins Schwitzen kommen), Sonnenbad, Entspannung am Feuer (Kamin, Lagerfeuer).

Erde – Kraft der Ruhe

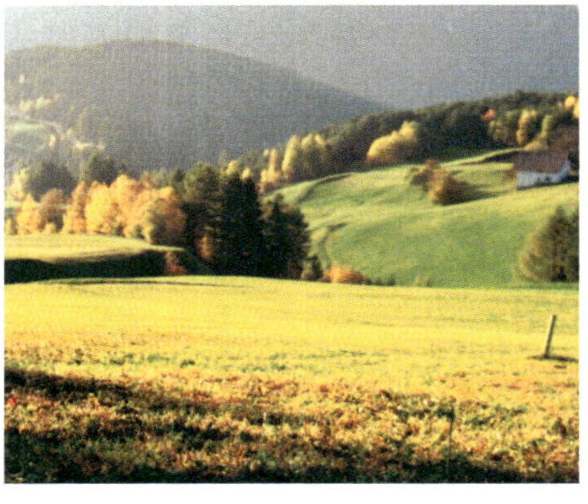

Erde entspricht im Grunde keiner eigenen Jahreszeit, sondern verkörpert den gemeinsamen Bezugspunkt aller Elemente – die Kraft der Manifestation. Während *Holz*, *Feuer*, *Metall* und *Wasser* umformende Kräfte darstellen, ist *Erde* eine bewahrende Form von Qi. Als verbindende Kraft strebt es danach, den Wandlungen Dauerhaftigkeit und Stabilität zu verleihen. *Erde* sorgt deshalb dafür, dass die Elemente eine Ausdehnung in die Materie erfahren, sich konkretisieren können, denn sie besitzt die Kraft, zu sammeln, zu speichern, aufzunehmen. Da sie eigentlich in jeder Jahreszeit gegenwärtig ist, vor allen Dingen in den Übergängen, und eher die Kraft räumlicher Ausdehnung und nicht so sehr die Kraft zeitlicher Entwicklung verkörpert, kann man sie auch als Mitte der Wandlungsphasen begreifen. Andererseits kann ihre Kraft am besten im Spätsommer erfahren werden, wenn die Kraft des *Feuers* zwar nachgelassen hat, seine Wärme aber im Erdboden gespeichert ist und von dort weiter abgestrahlt wird.

Erde bringt Ruhe und Gelassenheit ins Spiel. Richtig angewandt verhilft dieses Element zu Geduld und Vertrauen. Es macht zuverlässig und beständig und stabilisiert.

Formen: Flach und rechteckig, zum Beispiel horizontal ausgerichtete Regale, Betten, Sofas, Teppiche, Tische etc.

Farben: Gelb- und Brauntöne, Ocker. Diese Farben «erden» uns und erzeugen eine behagliche Atmosphäre. Brauntöne sollten jedoch kombiniert werden, da sie sonst leicht bedrückend und starr wirken, am besten mit Rottönen (zum Beispiel in Terrakotta).

Materialien: Ton, Ziegel, Stein, Keramik, überhaupt alle mineralischen Materialien. Sie geben uns das Gefühl von Festigkeit und Stabilität. Auch hier gilt: Kombinieren Sie diese Materialien mit beweglicheren Farben und Formen, um aus Stabilität keine Starre werden zu lassen.

Geruch / Geschmack: Süß, milchig, zum Beispiel Jasmin, Vetiver, Banane, Pfirsich, Vanille und Karamell. Schokolade entspräche im Übrigen einer Mischung aus *Erde* und *Feuer*.

Tätigkeiten: Ruhen, schlafen, etwas lesen, entspannen, sich zurückziehen, Körperpflege, gut essen, töpfern.

Metall – Kraft der Vollendung

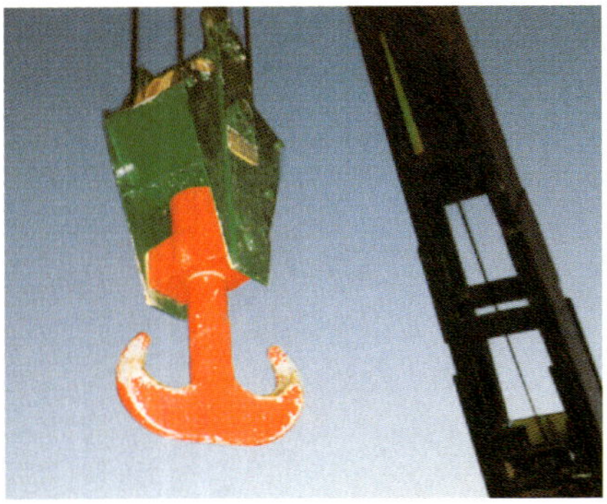

Im Herbst herrscht *Metall*-Qi vor. Es vollendet die Dinge, indem sie ihrer Bestimmung übergeben werden. Für die Früchte des Feldes bedeutet dies die Erntezeit, und so mag das Werkzeug der Schnitter Vorbild für diese Art von Qi gewesen sein. *Metall* zeigt konzentrierende Eigenschaften, so wie sich das Leben im Herbst allmählich zurückzieht und in sich kehrt.

Metall steht für Vollendung und die Kraft der Objektivität. Es macht entschlossen und verschafft Klarheit. Richtig eingesetzt verhilft es uns zu mehr Konzentration und größerer Disziplin.

Formen: Rund, gewölbt, kugelig, zum Beispiel ein runder Tisch, ein runder Spiegel, ein rundes Fenster, ein Türbogen etc. Der Kreis ist die Form der Begegnung und deshalb insbesondere für die Gestaltung der Orte in Ihrem Lebensraum interessant, an denen Sie ein gleichwertiges Miteinander fördern wollen. Andererseits besteht auch hier durch zu perfekte Formen die Gefahr von Sterilität: Ein Kreis kann dann etwas Unnahbares und Unwirkliches haben. Ovale Formen können hier Abhilfe schaffen.

Farben: Weiß, Grautöne, Metallic. Wir müssen verschiedene Qualitäten von Weiß unterscheiden: Warme Weißsorten stehen für Licht und Transzendenz, kalte Weißsorten hingegen verkörpern zwar Reinheit, jedoch auch Sterilität. In unseren Wohnungen ist Weiß die beliebteste Wandfarbe. Beachten Sie jedoch, dass Weiß an sich zu Leblosigkeit tendiert. Zu viel Weiß kann daher einen Raum kalt und unwirklich erscheinen lassen.

Materialien: Alle Metalle. Die wenigsten Metalle haben eine wirklich lebendige, warme Ausstrahlung. Dies könnte man am ehesten Gold zusprechen. Setzen Sie Metall deshalb dort ein, wo Sie eine sachliche, nüchterne Atmosphäre erzeugen wollen.

Geruch / Geschmack: Scharf, zum Beispiel Pfeffer, Piment, Pepperoni, Radieschen, Zwiebel. Scharf kombiniert sich nach der Lehre des Feng Shui im Übrigen hervorragend mit süß, wie zum Beispiel in den würzigen indischen Chutneys.

Tätigkeit: Freunde treffen, Familientag, gemeinsames Essen, Spieleabend, Musik hören, musizieren, handwerklich tätig sein, basteln; ins Konzert gehen, Theater, Kino. Ordnung schaffen.

Wasser – Kraft der Tiefe

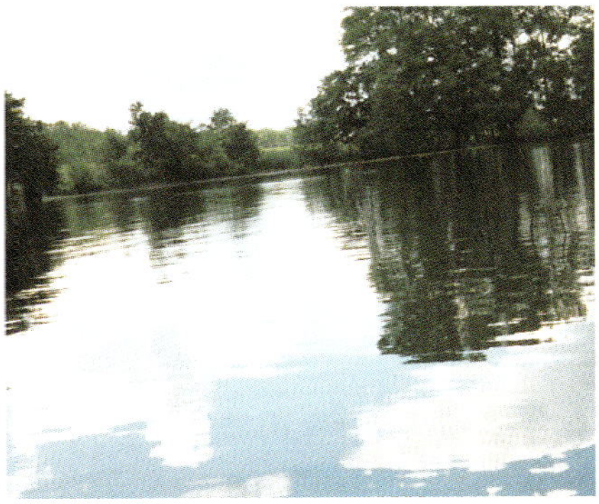

Der Winter schließlich bringt das Qi des *Wassers* hervor. *Wasser* bewegt sich stets nach unten und sammelt sich am tiefsten Punkt – so wie sich das Leben mit dem Verschwinden der Vegetation tief unter die Erdoberfläche zurückgezogen hat. *Wasser* kann sich allen Formen anpassen und besitzt doch die Kraft, auf Dauer den stärksten Stein zu «höhlen».

Wasser bringt Erkenntnis und Innenschau. Richtig eingesetzt kann es helfen, loszulassen und sich selbst zurückzunehmen. Es löst Blockaden in der Kommunikation durch Einsicht und Verständnis.

Formen: Formlos, vielgestaltig, wellenförmig. Überall dort, wo wir keine eindeutigen Formen zuordnen können oder wo sich aufgrund der Vielfalt an Formen eher ein unregelmäßiges Gebilde ergibt, dominiert *Wasser*. Diese Formen schaffen eine Atmosphäre des Möglichen und inspirieren uns. Sie sollten jedoch nicht überhand nehmen, da sie sonst leicht eine chaotische Stimmung erzeugen.

Farben: Schwarz, Indigo. Gehen Sie mit Schwarz sparsam und vorsichtig um, denn es deutet das Fehlen von Ordnung an. Schwarz zieht uns nach unten und sollte deshalb in der Hauptsache als Kontrast zu anderen Farben eingesetzt werden, sodass es seinen Sogeffekt nicht entfalten kann.

Materialien: Glas, zum Beispiel Glastische, Glasregale, Vitrine, Gläser, Vasen, Fensterscheiben, Glaskugeln etc. Glas ist kein Material, das Sie zu stark dominieren lassen sollten, da es kein Gefühl von Stabilität vermittelt.

Geruch / Geschmack: Salzig, nach Mineralien, neutral. Der Geschmack von Wasser.

Tätigkeit: Kreativ sein, im Internet surfen, Briefe schreiben, telefonieren, Kommunikation, schwimmen gehen, über sich nachdenken, tagträumen, meditieren, Wasser aufsuchen, baden.

Die Zyklen der Elemente

Diese fünf Phasen haben nichts Statisches an sich, sondern befinden sich ununterbrochen im Fluss. Sie gehen ineinander über, verwandeln sich ineinander und bilden einen sich schließenden Kreis. In diesem Zyklus «nährt» ein Element das folgende und bildet die notwendige Grundlage für dessen Wirken. Am besten können Sie sich den Zyklus so merken:

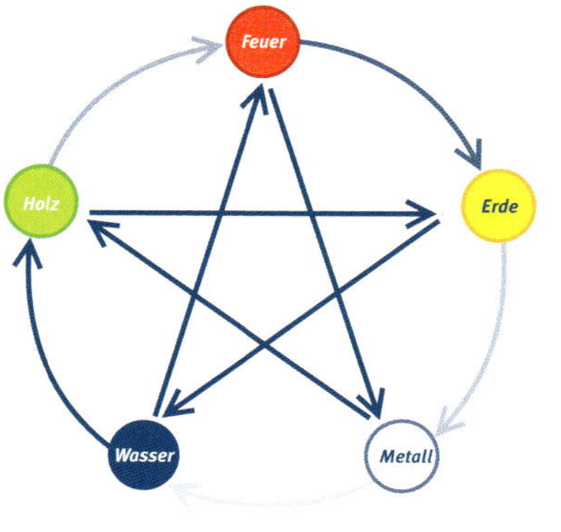

Wandlung	Merk-Bild
Holz wandelt sich in *Feuer*	*Holz ist die Grundlage für Feuer …*
Feuer wandelt sich in *Erde*	*… und verbrennt zu Asche (Erde).*
Erde wandelt sich in *Metall*	*Im Stein (Erde) finden wir Erz (Metall),*
Metall wandelt sich in *Wasser*	*… welches geschmolzen fließt wie Wasser.*
Wasser wandelt sich in *Holz*	*Wasser ist die Grundlage für das Wachstum von Holz.*

Tabelle 1: Nährender Zyklus

Wenn wir nun die Perspektive ändern und in entgegengesetzter Richtung diesen Zyklus beschreiben, betonen wir mehr den Aspekt, wie das nachfolgende Element seinem Vorgänger Energie entzieht. Jede Wandlungsphase nährt sich dabei auf Kosten der vorangehenden, sodass diese natürlich an Kraft verliert – sie leitet ihre Energie in den Folgezustand ab. Deshalb nennen wir diesen Zyklus *ableitenden Zyklus*:

Wandlung	Merk-Bild
Feuer entzieht *Holz* die Energie.	*Das brennende Feuer verzehrt Holz.*
Holz entzieht *Wasser* die Energie.	*Die Wurzeln der Pflanzen saugen das Wasser auf.*
Wasser entzieht *Metall* die Energie.	*Wasser kühlt das geschmolzene Metall ab.*
Metall entzieht *Erde* die Energie.	*Der Pflug bearbeitet den Acker.*
Erde entzieht *Feuer* die Energie.	*Steine speichern die Wärme des Feuers.*

Tabelle 2: Ableitender Zyklus

Dann gibt es noch den Zyklus, in dem jeweils die übernächsten Elemente miteinander verbunden werden. In der Mitte unserer Kreisdarstellung bildet sich so ein eingeschriebener Fünfstern. In diesem Zyklus kontrollieren sich die Elemente gegenseitig, d. h., sie schränken die ungehinderte Entfaltung ein und verhindern so, dass eine Aktionsform zu dominieren beginnt und das ganze Gefüge aus dem Gleichgewicht gerät:

Wandlung	Merk-Bild
Holz kontrolliert *Erde.*	*Die Wurzeln der Pflanzen verdrängen Erde.*
Erde kontrolliert *Wasser.*	*Aus Erde und Stein baut man Eindämmungen für Wasser.*
Wasser kontrolliert *Feuer.*	*Wasser löscht Feuer.*
Feuer kontrolliert *Metall.*	*Feuer ist in der Lage, Metall zu schmelzen.*
Metall kontrolliert *Holz.*	*Aus Metall sind Äxte, um Holz zu schlagen.*

Tabelle 3: Kontrollierender Zyklus

Mit dem kontrollierenden Zyklus zu arbeiten bedarf einiger Übung. Er sollte auf jeden Fall nicht auf Dauer, sondern nur gezielt eingesetzt werden, um bestehende Blockaden zu lösen. Dem nährenden und dem ableitenden Zyklus ist auf alle Fälle der Vorzug zu geben. Deshalb beschränken wir uns in diesem Buch auf Lösungen, die diesen beiden Zyklen entsprechen.

Welcher Elemente-Typ sind Sie?

Für die Anwendung im Feng Shui ist es wichtig herauszufinden, welche der fünf Elemente Ihnen am ehesten entsprechen, denn jeder Elemente-Typ hat andere Ansprüche an die Gestaltung seiner Umwelt. Daraus ergibt sich eine Reihe nützlicher Vorschläge, die sehr individuell auf Ihre momentanen persönlichen Bedürfnisse abgestimmt sind.

Beachten Sie jedoch:

Die Kenntnis des eigenen Elementes ist für die werdenden Eltern von größerer Bedeutung als für das Neugeborene. Für Ihr Kind wird das Feng-Shui-Element erst dann wichtig, wenn die zwölf Monate abgeschlossen sind. In den ersten drei Monaten genügt es, wenn Sie sich um den Ausgleich des fehlenden Elementes kümmern (siehe Seite 20 f.).

Was Ihnen während der Schwangerschaft gut tut, je nachdem, ob Sie mit den Kräften Ihres persönlichen Geburtselementes im Lot sind oder nicht, erfahren Sie im nächsten Abschnitt.

Zunächst müssen Sie anhand Ihres Geburtstages Ihren persönlichen Elemente-Typ errechnen. Auch wenn Sie ein paar Details dabei beachten müssen, ist es doch ganz einfach. Probieren Sie es aus!

Schritt 1: Ermitteln Sie Ihre Jahreszahl

Schlagen Sie in der Tabelle Ihr Geburtsjahr nach, und notieren Sie sich Ihre *Jahreszahl*.

Achtung! Wenn Sie *vor oder am 3. Februar* geboren sind, gehören Sie nach dem chinesischen Kalender in das vorangehende Jahr – wenn Sie also am 13. 1. 1967 geboren sind, müssen Sie unter «1966» nachschlagen! Wenn eine Jahreszahl farbig unterlegt ist, gilt diese Regel für alle Geburten, die *vor oder am 4. Februar* geboren sind. Die Ausnahmen kommen von astronomischen Abweichungen.

Tabelle zur Ermittlung der Jahreszahl

Geburtsjahr	Jahreszahl für Männer	Jahreszahl für Frauen
1950	5	1
1951	6	2
1952	7	3
1953	8	4
1954	9	5
1955	1	6
1956	2	7
1957	3	8
1958	4	9
1959	5	1
1960	6	2
1961	7	3
1962	8	4
1963	9	5
1964	1	6
1965	2	7
1966	3	8
1967	4	9
1968	5	1
1969	6	2
1970	7	3
1971	8	4
1972	9	5
1973	1	6
1974	2	7
1975	3	8
1976	4	9
1977	5	1
1978	6	2
1979	7	3
1980	8	4
1981	9	5
1982	1	6
1983	2	7

Geburtsjahr	Jahreszahl für Männer	Jahreszahl für Frauen
1984	3	8
1985	4	9
1986	5	1
1987	6	2
1988	7	3
1989	8	4
1990	9	5
1991	1	6
1992	2	7
1993	3	8
1994	4	9
1995	5	1
1996	6	2
1997	7	3
1998	8	4
1999	9	5
2000	1	6
2001	2	7
2002	3	8
2003	4	9
2004	5	1
2005	6	2
2006	7	3
2007	8	4
2008	9	5
2009	1	6
2010	2	7

Schritt 2: Ermitteln Sie Ihr Feng-Shui-Element

Suchen Sie in der linken Spalte den Zeitraum, in welchen Ihr Geburtstag fällt, und lesen Sie in der daneben stehenden Spalte Ihr persönliches

Feng-Shui-Element ab. Je nachdem, ob Sie ein Mann oder eine Frau sind, ergibt sich ein anderes Element.

Beispiel: Ein Mann, der am 13. Januar 1967 geboren ist, hat die Jahreszahl «3»: Er schlägt also in der Spalte «C» nach. Dort findet er seinen Geburtstag zwischen dem 5. Januar und dem 4. Februar – sein Feng-Shui-Element ist folglich *Holz*.

Tabelle zur Ermittlung des Feng-Shui-Elements

Geburtstag zwischen ...		Feng-Shui-Element					
für die Jahreszahlen		**A**		**B**		**C**	
		1		2		3	
		4		5		6	
		7		8		9	
		♀	♂	♀	♂	♀	♂
(11.)	1. Januar und 4. Januar	M	E	W	E	H	E
12.	5. Januar und 4. Februar	M	F	F	M	H	H
1.	5. Februar und 4. März	E	M	E	H	E	W
2.	5. März und 3. April	M	E	W	E	H	E
3.	4. April und 4. Mai	M	F	F	M	E	H
4.	5. Mai und 4. Juni	E	W	E	M	W	H
5.	5. Juni und 6. Juli	H	E	M	E	F	E
6.	7. Juli und 6. August	H	H	M	F	E	M
7.	7. August und 6. September	E	H	E	W	M	M
8.	7. September und 8. Oktober	W	E	H	E	M	E
9.	9. Oktober und 6. November	F	M	H	H	E	F
10.	7. November und 6. Dezember	E	M	E	H	H	W
11.	7. Dezember und 31. Dezember	M	E	W	E	H	E

Legende: H = Holz, F = Feuer, E = Erde, M = Metall, W = Wasser.

Anmerkung: Die angegebenen Zeiträume beruhen auf dem Kalender der chinesischen Sonnenmonate (jié qì), deren Zählung mit dem chinesischen Frühlingsanfang um den 4. Februar beginnt (siehe linke Spalte). Da sich dieses Datum jedoch auf der Grundlage astronomischer Berechnungen ergibt, kann es von Jahr zu Jahr zu Abweichungen von einem oder sogar zwei Tagen für die einzelnen Monatsanfänge kommen.

Wer es im Zweifelsfall genauer wissen möchte, findet die exakten Angaben zu den Anfängen der chinesischen Sonnenmonate auf der Homepage www.phoenix-astrologie.de oder wendet sich direkt an den Autor unter der Adresse im Anhang.

Sind Sie im Lot mit Ihrem Element?

Die Charakterisierungen nach den fünf Elementen darf man sich nicht statisch vorstellen. Jeder Typ kann ganz verschiedene Ausdrucksformen seines Wesens haben. So kann der Holz-Typ auf der einen Seite Mut und Durchsetzungskraft verkörpern, auf der anderen Seite aber auch zum Jasager werden – je nachdem, wie es gerade um die in ihm angelegten Holz-Kräfte bestellt ist.

Drei Zustände werden je Elemente-Typ unterschieden:

- der ausgeglichene Elemente-Typ
- der unterforderte Elemente-Typ

und

- der überforderte Elemente-Typ.

Befinden Sie sich mit Ihren Elemente-Kräften *in Harmonie*, können Sie sich von Ihrer besten Seite zeigen. Deshalb finden Sie hier die positivsten Entsprechungen. Es herrscht ein ausgewogenes Geben und Nehmen zwischen Ihnen und der Umwelt.

Verfügen Sie aber über zu wenig Energie im Sinne Ihres Elemente-Typs, dann spricht man vom *unterforderten Typ*: Er tendiert dazu, seine Kräfte für sich zu behalten und sich gegenüber seiner Umwelt zu verschließen. Ihm hilft es, sich auf das Element zu konzentrieren, das ihm im nährenden Zyklus vorangeht, denn auf diese Weise wird es wieder mit Kraft versorgt, um sich aktiv um die Bewältigung des Alltags zu kümmern.

Andererseits kann sich die Energie Ihres Elementes auch stauen und dazu führen, dass Sie sich selbst *überfordern*. Häufig äußert sich dies in der Unfähigkeit, auf die Umwelt angemessen zuzugehen, wobei die Schwierigkeit weniger darin besteht, dass man sich verschließt, sondern dass man seine Energien unkontrolliert ausbreitet. Die richtige «Medizin» ist in diesem Fall das im nährenden Zyklus nachfolgende Element. Dieses Element entkrampft die Situation und bringt die Energien wieder in Fluss.

Versuchen Sie in den folgenden Beschreibungen Ihres Elemente-Typs sich selbst einzuordnen: Entspricht Ihnen eher der überforderte oder eher der unterforderte Typ? Oder befinden Sie sich sogar im Gleichgewicht mit Ihren Energien? Entsprechend finden Sie Empfehlungen, welches Element Sie jetzt durch Übungen oder in Ihrer Umgebung stärken sollten und welches Sie besser meiden. Dazu sehen Sie einfach in den entsprechenden Abschnitten über die fünf Elemente im Feng Shui nach.

Denken Sie auch daran: Jede Stimmung hat ihre Berechtigung. Es geht also nicht darum, sich krampfhaft beim geringsten Anzeichen ins Lot zu bringen – das widerspräche völlig dem Grundgedanken, dass Veränderungen nicht durch eine starre Gegenbewegung erzwungen werden können. Es geht um eine sanfte Transformation und Kanalisierung der vorhandenen Energien in eine konstruktive und produktive Richtung – und zwar genau dann, wenn Sie das Gefühl haben, dass es jetzt wichtig für Sie wäre. Widerstehen Sie dem Bedürfnis, sich nur für Ihre Umwelt verändern zu wollen – Transformation kann nicht von außen verordnet werden, sie muss als innerer Wunsch in uns aufsteigen, um dann für uns Gestalt anzunehmen.

Der Holz-Typ

Motto: *«Ich kann.»*

In Harmonie mit sich selbst

Der Holz-Typ zeigt sich seiner Umwelt voller Mut und Durchsetzungskraft. Er ist ein wahrer Pionier und immer dort zur Stelle, wo es darum geht, neue Lösungen für scheinbar festgefahrene Situationen zu finden. Gerne setzt er seinen Optimismus und seine Entschlossenheit ein, um eine Aufbruchstimmung zu schaffen, in der Raum für neue Ideen erzeugt wird.

Das tut Ihnen jetzt gut: Suchen Sie die Eigenschaften von Holz in sich und in Ihrer Umwelt, und stärken Sie sie.

Der unterforderte Holz-Typ

... erscheint sich selbst und anderen gegenüber mutlos, ja schüchtern. Sie haben zwar gute Ideen, ordnen sich aber lieber den herrschenden Bedingungen unter, sagen «Ja» zu allem, obwohl Sie es eigentlich besser wüssten. Nicht immer ist es Resignation, die einen Holz-Typ unterfordert – es können auch eine gewisse Selbstgefälligkeit und ein fehlendes Interesse an der Umwelt sein.

Das tut Ihnen jetzt gut: Stärken Sie die Wasser-Anteile in sich und Ihrer Umwelt. Vermeiden Sie Feuer.

Der überforderte Holz-Typ

Wenn Sie sich überfordert fühlen, bekommen Sie und Ihre Umwelt dies durch eine höhere Risikobereitschaft zu spüren, die in Unbedachtheit und Waghalsigkeit münden könnte. Optimismus schlägt in Naivität und Gutgläubigkeit um, und manch einer würde Ihr Verhalten sogar als unreif bezeichnen. Typisch auch: Anfälle von Zorn und irrationaler Wut.

Das tut Ihnen jetzt gut: Stärken Sie die Feuer-Anteile in sich und Ihrer Umwelt. Vermeiden Sie Wasser.

Der Feuer-Typ

Motto: *«Ich will.»*

In Harmonie mit sich selbst

Als Feuer-Typ gehören Sie zu den leidenschaftlichen Charakteren unter den Elemente-Typen. Ihre große Stärke sind die Überzeugungskraft und Ihr Enthusiasmus, dem sich niemand so einfach entziehen kann. In der Tat können Sie anderen gut einen Eindruck davon vermitteln, wie es ist, wenn man sprichwörtlich das «Feuer der Begeisterung» in sich spürt und mit «Feuer-Eifer» bei einer Sache sein kann.

Das tut Ihnen jetzt gut: Suchen Sie die Eigenschaften von Feuer in sich und Ihrer Umwelt, und stärken Sie sie.

Der unterforderte Feuer-Typ

Wenn Sie keine Gelegenheit bekommen, Ihre Energien angemessen auszuleben, verlieren Sie ganz allgemein die Lust an allem, was Sie umgibt – nichts scheint Sie wirklich zu interessieren, und selbst wenn Sie etwas aufregen würde, verspüren Sie kaum den Wunsch, etwas daran zu ändern. Manchen Feuer-Typ plagen jetzt auch Zweifel an sich selbst: Bin ich gut genug? Tue ich auch das Richtige? Oder mache ich mir nur etwas vor?

Das tut Ihnen jetzt gut: Stärken Sie die Holz-Anteile in sich und Ihrer Umwelt. Vermeiden Sie Erde.

Der überforderte Feuer-Typ

Wenn Sie übertreiben, kann aus Enthusiasmus schnell Fanatismus werden. Möglicherweise überrollen Sie dann andere mit Ihrem Übereifer. Aber auch Sie selbst merken, dass Sie aus dem Gleichgewicht sind, denn in sich spüren Sie eine grundsätzliche Unruhe, die sie fahrig und hektisch auf die Anforderungen des Alltags reagieren lässt.

Das tut Ihnen jetzt gut: Stärken Sie die Erde-Anteile in sich und Ihrer Umwelt. Vermeiden Sie Holz.

DER ERDE-TYP

Motto: *«Ich mache.»*

In Harmonie mit sich selbst

Als Erde-Typ schätzt man Sie für Ihre praktische Ader und vor allen Dingen für Ihre Zuverlässigkeit. Was auch immer Sie sich vorgenommen haben – Sie machen es auch. Es ist Ihnen sehr wichtig, dass etwas Konkretes dabei herauskommt: Sie suchen einen kreativen, aber sehr pragmatischen Weg, um mit den täglichen Herausforderungen umgehen zu können. Eine liebevolle und Geborgenheit spendende Umgebung spielt für Sie dabei eine große Rolle.

Das tut Ihnen jetzt gut: Suchen Sie die Eigenschaften von Erde in sich und Ihrer Umwelt, und stärken Sie sie.

Der unterforderte Erde-Typ

... hat seinen schöpferischen Zugang zur Umwelt verloren: Unwillig und launisch reagiert er auf alle Veränderungen, anstatt sich ihnen als kreativer Herausforderung zu stellen. Wo er sonst tatkräftig organisiert hat, wirkt er nun unkonzentriert und gar nicht bei der Sache. Kein Wunder, dass Ihnen jetzt nichts so richtig gelingen will!

Das tut Ihnen jetzt gut: Stärken Sie die Feuer-Anteile in sich und Ihrer Umwelt. Vermeiden Sie Metall.

Der überforderte Erde-Typ

Sie wirken auf andere stur und uneinsichtig, wenn Sie keine Gelegenheit haben, Ihre Energien konstruktiv auszuleben. Sie machen schnell einen gestressten Eindruck und setzen alles daran, Veränderungen in Ihrer Umgebung zu blockieren und Ihren Kopf durchzusetzen. Das Ergebnis ist in der Regel Stagnation – nichts geht mehr voran, und das Einzige, das sich jetzt vermehrt hat, ist die Unzufriedenheit mit sich selbst und der Welt.

Das tut Ihnen jetzt gut: Stärken Sie die Metall-Anteile in sich und Ihrer Umwelt. Vermeiden Sie Feuer.

DER METALL-TYP

Motto: *«Ich gebe.»*

In Harmonie mit sich selbst

Metall-Typen erkennt man häufig an ihrer uneigennützigen, von Interesse an der Umwelt getragenen Art. Sie beobachten ganz genau, wie es den Menschen in ihrem Umfeld gerade geht, und versuchen dort, wo es nötig erscheint, für Ausgleich zu sorgen. Deshalb sind sie in der Regel als gerechte und vor allen Dingen scharfsinnige Zeitgenossen bekannt, deren Urteil man gerne einholt und nach denen man sich gerne richtet.

Das tut Ihnen jetzt gut: Suchen Sie die Eigenschaften von Metall in sich und Ihrer Umwelt, und stärken Sie sie.

Der unterforderte Metall-Typ

Geraten Sie aus dem Gleichgewicht, bekommen das als erstes Personen aus Ihrer Umwelt zu spüren. Anscheinend sollen alle nach Ihrer Pfeife tanzen. Klar und unmissverständlich verschaffen Sie sich eine Position, in der Sie alles im Griff haben, wobei Sie nicht selten zur Überschätzung Ihrer eigenen Kräfte neigen. Doch auch Kritik können Sie gar nicht vertragen: Schnell sind Sie dabei, andere in ihre Schranken zu weisen – und das manchmal nicht gerade zimperlich.

Das tut Ihnen jetzt gut: Stärken Sie die Erde-Anteile in sich und Ihrer Umwelt. Vermeiden Sie Wasser.

Der überforderte Metall-Typ

Wenn Sie über das Ziel hinausschießen, verlieren Sie schnell den Boden unter den Füßen. Sie neigen dazu, sich in Ihren Gedanken zu verrennen, die dann ein regelrechtes Eigenleben zu führen beginnen. Das kann sich zum Beispiel in einem übertriebenen Perfektionismus äußern, mit dem Sie Ihre Umwelt ganz schön nerven können. Möglicherweise verlieren Sie auch den Bezug zu Ihren eigenen Bedürfnissen und machen sich vermehrt abhängig vom Wohlwollen der Umgebung.

Das tut Ihnen jetzt gut: Stärken Sie die Wasser-Anteile in sich und Ihrer Umwelt. Vermeiden Sie Erde.

DER WASSER-TYP

Motto: «*Ich bin.*»

In Harmonie mit sich selbst

Sie schöpfen gerne aus dem Vollem, haben einen besonders guten Zugang zu den Quellen Ihrer Kreativität und wollen Ihre Ideen und Gedanken anderen verständlich machen. Ihnen ist es wichtig, sich mitzuteilen und sich selbst auszudrücken, damit sich Ihr inneres Potenzial ungehindert entfalten kann. Wasser-Typen schaffen es mit Leichtigkeit, auf den Grund der Dinge zu kommen. Sie können helfen, Probleme zu lösen, indem sie zum Verständnis der Situation beitragen.

Das tut Ihnen jetzt gut: Suchen Sie die Eigenschaften von Wasser in sich und Ihrer Umwelt, und stärken Sie sie.

Der unterforderte Wasser-Typ

Manchmal verlieren Sie den Mut, sich den Herausforderungen des Alltags zu stellen. Das kann sich in einem Zustand chronischer Langeweile äußern, der von Niedergeschlagenheit begleitet wird. Allem Neuen in Ihrer Umgebung begegnen Sie mit Zweifel und Unsicherheit.

Das tut Ihnen jetzt gut: Stärken Sie die Metall-Anteile in sich und Ihrer Umwelt. Vermeiden Sie Holz.

Der überforderte Wasser-Typ

... erscheint anderen oft als diffus und konzeptlos. Es fällt ihm schwer, sich verständlich zu machen, und so häufen sich Missverständnisse, die zu einem beträchtlichen Chaos führen können. Was fehlt, sind Perspektiven für die Zukunft, auf die Sie Ihre Energien richten können. Aktuell erscheint alles eher vage und unbestimmt.

Das tut Ihnen jetzt gut: Stärken Sie die Holz-Anteile in sich und Ihrer Umwelt. Vermeiden Sie Metall.

Ausklang: Der Raum hinter dem Raum

Machen Sie es sich zum Abschluss noch einmal wirklich bequem für eine weitere Reise auf den Flügeln Ihrer Phantasie.

Stellen Sie sich vor, eine Fee erfüllt Ihnen den Wunsch, Ihr Traumhaus, Ihre Traumwohnung haben zu können. Welche Räume gibt es dann in Ihrem Traumhaus? Nehmen Sie sich ein wenig Zeit für die Aufzählung und auch die ansatzweise Gestaltung der Räume, die Sie in Ihrem Traumhaus gerne hätten.

Vermutlich wird es einen Ort geben, wo Sie schlafen.

Einen Platz, an dem Sie essen, allein oder in Gesellschaft.

Es wird Raum geben für Entspannen und Relaxen,

vielleicht wird es einen Raum für Arbeit geben,

vielleicht einen Platz, an dem Ihr Musikinstrument steht,

einen Raum für Ihre Hobbys,

eine Küche natürlich.

Ihr Haus darf so viele Räume haben, wie Sie es sich wünschen. Noch ein Gästezimmer? Da ist es schon.

Ein Wintergarten vielleicht? Auch gut.

Brauchen Sie Raum für eine Sammlung, die Sie sich in den letzten Jahren zugelegt haben? Da ist er schon.

Braucht Ihr Auto eine Garage?

Soll es vielleicht auch einen Garten, eine Terrasse, einen Balkon geben? In Ihrem Traumhaus ist alles möglich.

Und wenn Sie dann mit großer Freude und detailliert, so detailliert, wie Sie mögen, Ihr Traumhaus eingerichtet haben, dann fügen Sie noch einen einzigen Raum hinzu: Dieser Raum dient zunächst keinem besonderen Zweck und ist ausschließlich für Sie da.

Stellen Sie sich vor, Sie stehen in der Tür zu diesem Raum.

Was sehen Sie?

Was fällt Ihnen sofort ins Auge?

Wie ist das Licht in diesem Raum?

Welche Farben hat er?

Gibt es Möbel dort? Und wenn ja, welche?

Aus welchen Materialien besteht die Einrichtung?

Welche Spuren in diesem Raum lassen darauf schließen, dass es Ihr ganz eigener super-extra-persönlicher Raum ist?

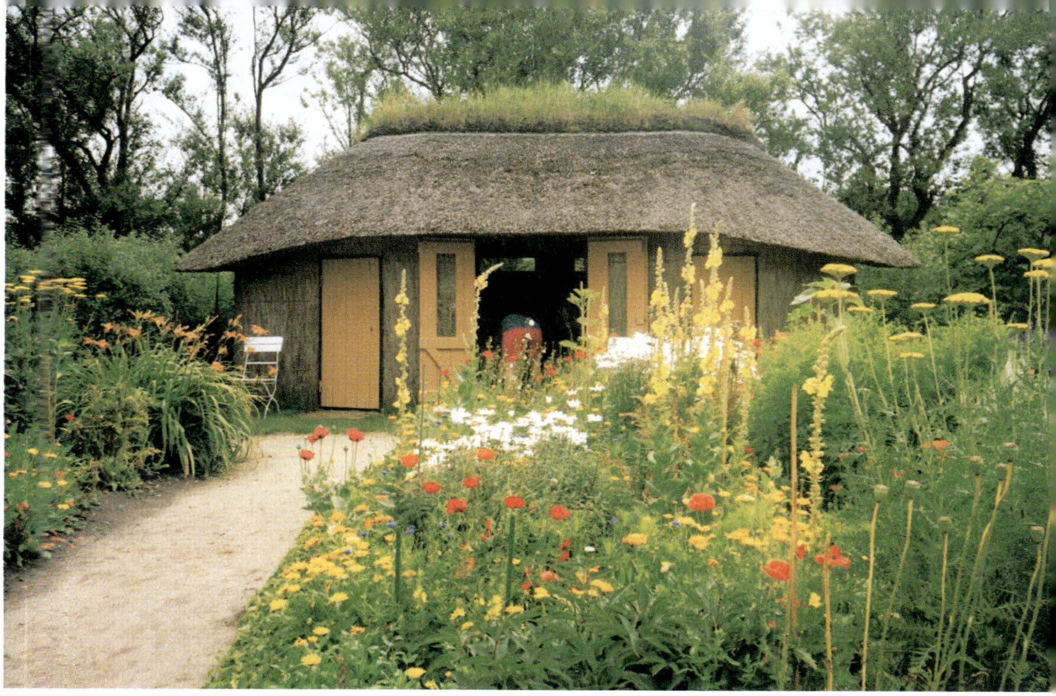

Wie können Sie in diesen Raum gelangen?

Wo im Haus liegt er?

Gibt es einen Zugang, ohne anderen Menschen zu begegnen? Oder liegt er so, dass Sie von ihm aus alles mitbekommen, was im Haus sonst geschieht?

Erlauben Sie sich, diesen einen Extra-Raum nur für sich zu gestalten ...

Spüren Sie Ihr Wohlbefinden, wenn Sie sich in Ihrer Phantasie darin aufhalten ...

Wenn sie nun eine Weile von Ihrem Traumhaus und dem Extra-Raum in dem Traumhaus geträumt haben, ist es vielleicht jetzt an der Zeit, ein wenig darüber nachzudenken. Das Gestalten von Traumhäusern kann eine gute Funktion haben, wenn Sie gerade dabei sind, zu überlegen, wie Sie wohnen wollen. Die Gestaltung Ihres Extra-Raumes aber kann Ihnen Auskunft geben darüber, was jenseits aller praktischen, vernünftigen Überlegungen für Sie auch noch wichtig ist. Was ist Ihnen deutlich geworden, wenn Sie sich Ihr Extra-Zimmer vorstellen? Haben Sie vielleicht ein Bedürfnis nach mehr Ruhe? Oder mögen Sie viel lieber mittendrin sein? Sind Ihnen spontan Ideen zu Farbgebungen gekommen, die gerade völlig jenseits jeglicher Modeströmungen liegen oder auch jenseits all dessen, was Sie bisher als Wohnfarben ins Auge gefasst haben? Sind Ihnen Ideen zur Verwendung von Materialien klar geworden? Manchmal wird an der Gestaltung des Extra-Zimmers deutlich, was sich der Mensch im Geheimen so ganz für sich wirklich wünscht vom Wohnen. Vielleicht können Ihnen auch die Erkenntnisse aus dieser kleinen Übung helfen, Ihre jetzige oder künftige Wohnung so zu gestalten, dass zumindest wichtige Aspekte der Qualität dieses Extra-Zimmers zu finden sind. Der Raum hinter dem Raum gibt Ihnen manchmal sehr nützliche Hinweise auf den Raum in Ihnen und die Sehnsüchte, die da zu finden sind.

Literatur

Blofeld, John: *Der Taoismus*, München 1994

Hilsberg, Regina: *Schwangerschaft, Geburt und erstes Lebensjahr,* Reinbek 2000, rororo 60829

Höfele, Hartmut, u. Klein, Margarita: *Sanfte Klänge für Eltern und Babys* (Buch und CD), Münster 1999

Huber, Franz X. J.: *Weihrauch, Styrax, Sandelholz*, München 1999

Kingston, Karen: *Feng Shui gegen das Gerümpel des Alltags,* Reinbek 2000, rororo 60813

Klein, Margarita, u. Weber, Maria: *Das tut mir gut nach der Geburt,* Reinbek 1998, rororo 60421

Klein, Margarita: *Ich bin schwanger: ganz entspannt,* Reinbek 2002, rororo 60980

Walters, Derek: *Das Feng-Shui-Praxisbuch,* München 2001

Wansch, Franz: *Wohnen mit Körper, Geist und Seele,* Reinbek 1989

Weidner, Christopher: *Die Gesetze des Feng Shui,* München 2000

Über die Autoren

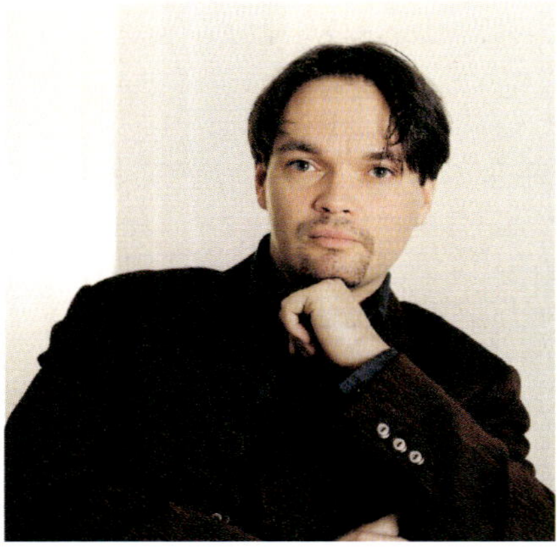

Christopher Weidner, studierte Mediävistik, Indogermanistik und Nordische Philologie. Neben intensiver Beschäftigung mit Mythologie und Märchenkunde, widmete er seine Aufmerksamkeit seit 1992 fernöstlicher Philosophie, darunter auch Feng Shui nach Feng Huang. 1994 schloss er die Ausbildung an der Schule für Transpersonale Astrologie (TPA) unter der Leitung von Michael Roscher und Brigitte Hamann ab.

Er ist heute Dozent der TPA in München, wo er auch eine Beratungspraxis unterhält. 1996 gründete Christopher Weidner das Projekt «Phoenix Astrologie»; seitdem ist er bekannt geworden durch zahlreiche Artikel in Fachzeitschriften und viele Vorträge zu astrologischen Themen und Feng Shui. Schwerpunkte seiner Arbeit sind heute die Entwicklung innovativer Ansätze in der Astrologie und im Feng Shui in Verbindung mit modernen und alten Erkenntnistechniken wie Aufstellungsarbeit und schamanischen Praktiken.

Bei Interesse an der Arbeit des Autors besuchen Sie die Homepage
www.phoenix-astrologie.de
oder schreiben Sie an

Christopher A. Weidner,
Fraunhoferstr. 13,
D-80469 München,
Tel. / Fax 089/229647

Veröffentlichungen:

- *Kinderhoroskope richtig deuten,* Nymphenburger, München 2000
- *Astrologie für Einsteiger,* Droemer Knaur, München 2001
- *Das Arbeitsbuch zum Horoskop,* Droemer Knaur, München 2001
- *Feng Shui Taschenkalender 2003,* Ludwig, München 2002
- *Tierkreiszeichenreihe Astrologie für die Sinne,* Falken, Niedernhausen 2002

Weitere Titel s. Literatur, S. 125.

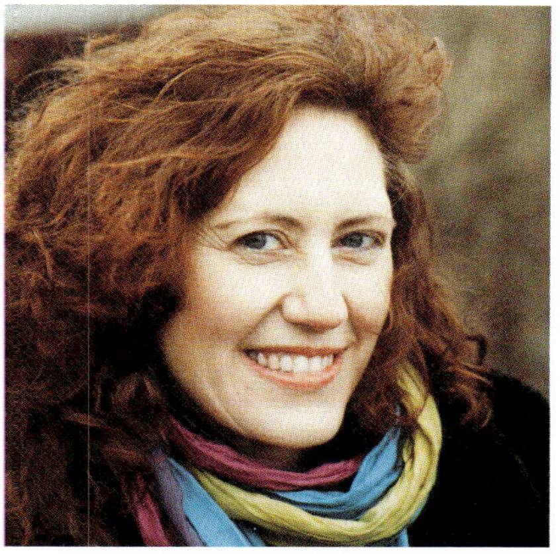

Margarita Klein: Hebamme, Diplom-Pädagogin, Ausbildung in systemischer Beratung / Familientherapie und Hypnotherapie, seit 1982 in freier Praxis, Mitbegründerin des Geburtshauses Altona. Sie lebt mit ihrem Mann und zwei Töchtern in Hamburg.

Heute gemeinsam mit Dr. Jochen Klein Leitung des KREISEL e. V. Der KREISEL ist eine interdisziplinäre Fortbildungseinrichtung für Entwicklungsbegleitung, Lernförderung und Lerntherapie und eine Praxis für Hebammenarbeit und Beratung für Familien.

Beratung: für Frauen und Paare bei Ängsten, Sorgen und Streit vor und nach der Geburt; für Eltern von Babys, die zu viel schreien; für Familien, die einander (wieder) besser verstehen wollen; für Frauen, die die Kraft ihres Beckenbodens entdecken und stärken wollen.

Fortbildungstätigkeit und Supervision: Massagen für Babys und Kinder, aufbauendes Beckenbodentraining, Geburtsvorbereitung, lösungsorientierte Beratung, Gespräche führen – Gruppen leiten.

Frühe Hilfen: Beratung für Familien mit kleinen Kindern (Weiterbildung) etc.

Kontakt: Interessieren Sie sich für meine Arbeit? Haben Sie Fragen, Kommentare, Anregungen?
E-Mail: margaritaklein@aol.com
Internet: www.kreiselhh.de

Veröffentlichungen:

- *«Schmetterling und Katzenpfoten» – Massagen für Babys und Kinder.* Ökotopia, Münster 1999
- Mitarbeit bei *«Schwangerschaft, Geburt und erstes Lebensjahr»*, Regina Hilsberg. Rowohlt, Reinbek bei Hamburg 2000 (rororo 60829)
- *«Ich bin schwanger: ganz entspannt» – Mit Audio CD.* Rowohlt, Reinbek bei Hamburg 2002 (rororo 60980)

Weitere Titel s. Literatur, S. 125.

Bezugsquelle für Räucherwerk, Steine und Duftöle

Eine ausgezeichnete Sammlung von *Räucherwerk* und *Heilsteinen* finden Sie bei

Mon bijou
Landshuterallee 39
D-80637 München
www.fa-monbijou.de

Im Internet gibt es zahlreiche Anbieter für den Versand von *Heilsteinen*, zum Beispiel
www.heilstein.de
www.edelsteinversand.com
www.nature.de
www.essence.de
www.aetherischeoele.de

Feng-Shui-Artikel finden Sie bei
www.amrita.de

Weitere Hinweise finden Sie auch auf der Homepage von Christopher A. Weidner:
www.phoenix-astrologie.de

Die Kleider und Gegenstände auf den Fotos wurden uns von folgenden Geschäften zur Verfügung gestellt:

Auryn Naturfashion
Reichenbachstr. 35
80469 München

Candle-light
Kerzen und Geschenke
Metzstr. 13
81667 München

Kandis & Kandismann
Hohenzollernstr. 29
80801 München
(und weitere fünf Geschäfte in München)

Sari-Emposium
Sylvia Voss
Baaderstr. 62
80469 München